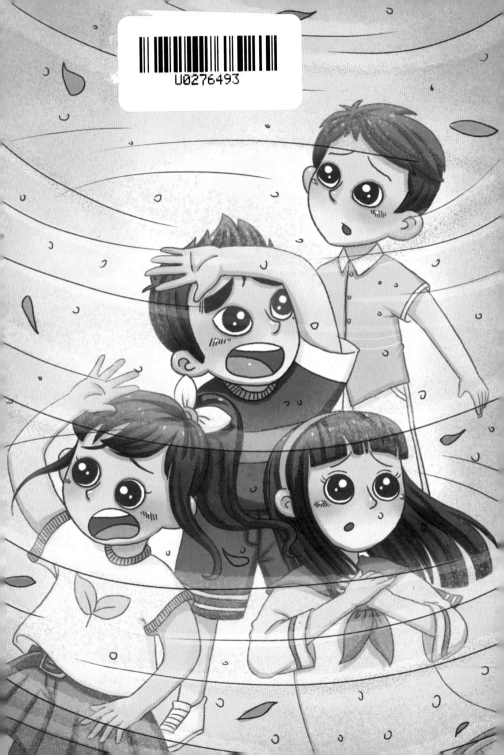

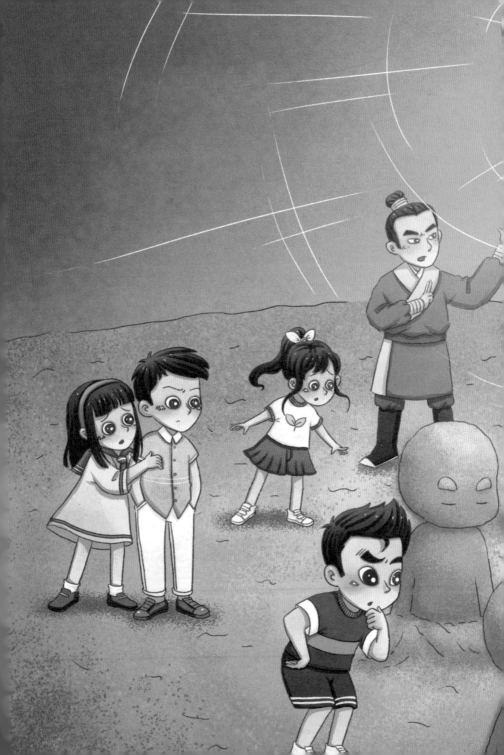

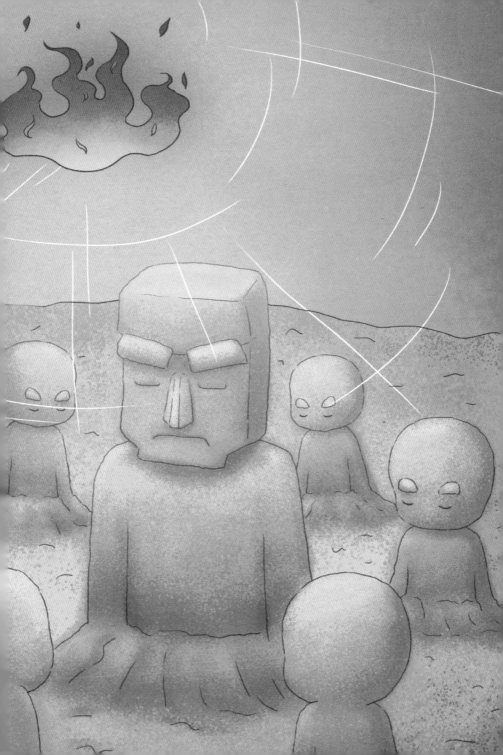

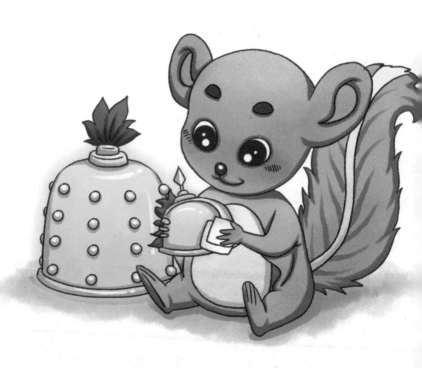

目录

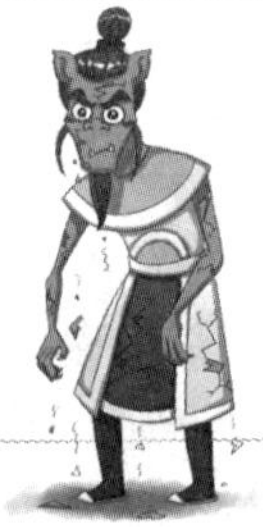

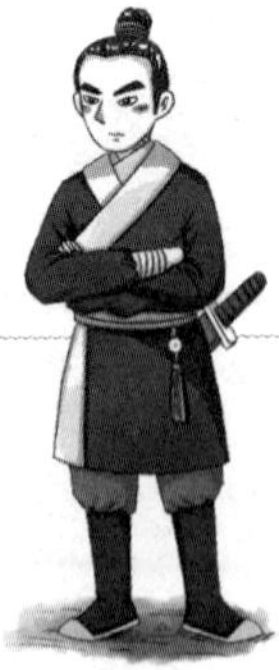

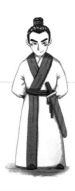

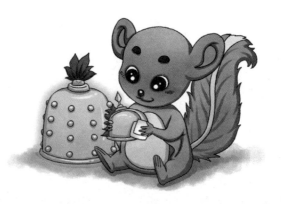

通往未知世界的黑洞

　　黑洞越来越大，逐渐覆盖了几面墙。这个黑洞好像张开了血盆大口，最终要吞噬整个楼。

　　几个小伙伴站在不断变大的黑洞前，不知所措。

　　"咱们怎么办？怎么办？"林夏夏倒退了一步，慌张地问小茯苓。

　　"我也不知道。"小茯苓被眼前这个越来越大的黑洞惊呆了。

　　"也不知道里面有食物吗？如果没有那可就惨了。"毛毛想起了挨饿的经历，肚子似乎又开始叫起来。

　　"进来吧。"小茯苓突然听到一个声音，她环顾四周，除了慢慢变大的黑洞，什么也没有。

　　"谁在说话？你们谁说话了？"小茯苓盯着毛毛问。

　　"什么？难道是我的心里话被你听到了？"毛毛感到很惊

奇，担心自己对美食的挂念被小茯苓知道。

"进来吧！这里有你的亲人！"那个声音又在小茯苓耳畔响起。

"到底是谁在说话？"小茯苓猛地转过头，焦灼地看着四周。

"我没说话呀！小茯苓，你别这样说了，太瘆人了！"林夏夏被小茯苓的表情吓了一跳，她本来就有些害怕，退到毛毛身后，抓住了毛毛的衣角。

"小茯苓，你别找我了。请相信我，尽快到黑洞里找他们吧。"这个声音再次响起，又再次消失了，不留一点痕迹。

"我们怎么办？"林夏夏眼看黑洞已经悄然吞噬了大半个卧室，她下意识地不断后退，躲着黑洞，但黑洞不断扩大，她已经快没有退路了。

"小茯苓，要不咱们进去吧，这个洞已经越来越大，估计就是要咱们进去，不然这个洞不会善罢甘休的。我怀疑这个洞过一会就把你的卧室吃掉了，说不定把你们家房子也吃了。"毛毛说。

"就算它不吃我的房子，我也要进去，因为我爸和小七都在里面。"小茯苓说完，跑进了黑洞。

毛毛跟着跑了进去，林夏夏无奈地盯看黑洞，犹豫了一下，也跟着进去了。

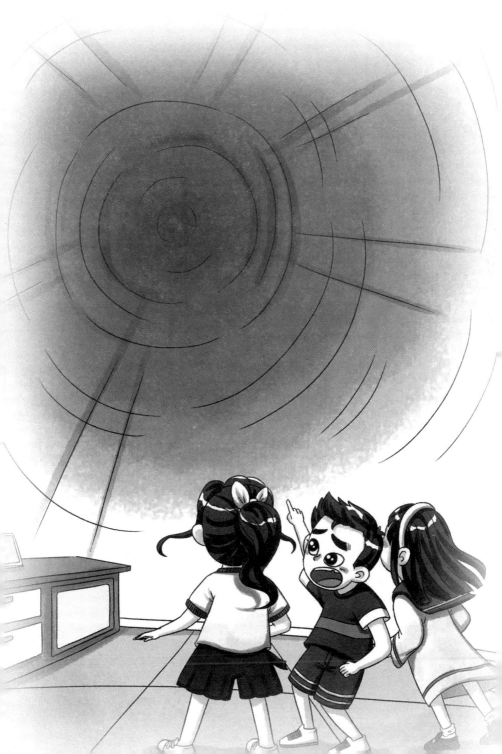

"这个洞和上次那个洞不一样，比那个大，也比那个深。这个洞到底通往哪里？"毛毛问。

"我也不知道，但我总有一种感觉，咱们能回到那个神秘世界。"小茯苓说。

"小茯苓，你现在说话很神秘，做事也很奇怪。你刚才到底听到了什么？你到底经历了什么？"毛毛盯着小茯苓问。

"对呀！小茯苓，你好像变了一个人！"林夏夏也随声附和。

小茯苓想解释，但不知道从何说起，却听见咣的一声巨响。

小伙伴们回头望去，一扇突然出现的大门，将黑洞与外界完全隔绝开来。洞口突然关闭了，洞里却异常明亮起来，洞内墙壁上开始出现一张张老照片。

"这真像以前放映的老电影。"林夏夏说。

"你才多大年纪？还看过老电影？"毛毛不屑地说。

"你懂什么！我妈妈带我看过电影展。"林夏夏反击道。

小茯苓却像什么也没听到，她被墙上的相片吸引了，慢慢地走过去。墙上的相片那么熟悉，勾起了小茯苓的回忆。

"墙上那个小孩真熟悉，是谁呢？"毛毛看到墙上相片里的人似曾相识。

"这个真像……难道是？小茯苓，是不是你小时候？"林夏夏惊奇地问。

小茯苓点点头，确实是自己小时候的照片，妈妈正抱着自己笑。

"你们看，左边和右边还有其他相片，我们看看去。"林夏夏指着墙面说。

他们顺着往左边走，相片上的小茯苓年龄越来越小，最后变成了一个婴孩。

"小茯苓，你小时候也挺可爱的，怎么长大了变成这样……"毛毛的话没有说完，被小茯苓一个拳头打断了。

"哎哟，疼死我了，你下手轻点。"毛毛捂着肚子大声叫道。

"别说了，你们看最后一张照片。哦，不是，从我年龄的变化上推算，应该是第一张照片。"小茯苓若有所思地说。

毛毛和林夏夏看到了第一张照片，奇怪的是，上面什么人都没有，只有一棵树。

"这是什么树？怎么没有人呢？小茯苓在哪里？"毛毛奇怪地问。

"连松树都不认识！真不知道你怎么上的小学。"林夏夏撇撇嘴。

"或许那时候我还没有出生，但这棵松树和我一定有千丝万缕的关系。"小茯苓若有所思地说。

"什么关系？"毛毛问。

"我也不知道。"小茯苓也不明白，她继续往下看，随着右边相片的变换，小茯苓年龄越来越大。

"那不是咱们吗？"林夏夏看到了自己。"你们看，咱们在森林里，在海洋，在那个神秘的宫殿里，还有我们跑出了神秘的宫殿，小茯苓的爸爸掉入了深渊……"说到这里，林夏夏有些后悔，岔开了话题："你们看，这不是现在的我们吗？"

"但是后面没有了。"小茯苓追寻着，相片突然中断了，中断在黑洞里。

"怎么没有了？我爸爸呢？田小七和阿正哥哥呢？"小茯苓着急地喊出来。

"别着急，小茯苓，我怎么感觉有人在给咱们提示什么信息呢？是不是让咱们继续探险？去寻找答案？"林夏夏感到这些相片应该有存在的意义，或许在传递着什么信息。

"或许是。我要找到爸爸！还有田小七和阿正哥哥！我还要弄清楚这棵松树和我到底有什么关系。"小茯苓一边说着，一边走到最后一张相片旁边。

"可是怎么找到他们呢？这里又有没进去的路！"毛毛的话音还没落，突然一阵巨响，墙面竟然裂开，出现了一个巨大的裂缝。

可怕的钟

"毛毛，这是你变出来的吗？"林夏夏惊呆了。

"我？我也想，可真不是我变出来的。"毛毛挠着头，他也没想到自己不经意的一句话竟然实现了。同时毛毛也暗自后悔，早知道自己说话这么神奇，应该变出一点别的东西，比如吃的东西，而不仅仅是个裂缝。

"走吧！这就是找到他们的路。"小茯苓说完，往裂缝里走去。

"小茯苓，你真厉害，什么都知道。可话又说回来，你怎么知道这是能找到他们的路？"林夏夏跟着小茯苓问。

"我猜的。"小茯苓的话把林夏夏吓了一跳。

"你猜的！这种事情，你也敢猜？"林夏夏也不明白，是自己的思维混乱了，还是小茯苓不正常了。

　　再说阿正和田小七封住了火邪，打开了塔灯，走出火塔。

　　"我的东西落（là）到暑塔里了。"阿正突然停住脚步。

　　再次进入暑塔，里面已经焕然一新了，阿正去取东西，田小七就留在大厅里观赏美丽的壁画。

　　"你看这图案，看这花纹，太棒了！我要是有相机，就全部拍下来！"田小七发出感叹。

　　"阿正哥，这里还有金银财宝呢！"阿正拿完东西，走出来，听到了田小七的惊叫。田小七站在一个打开了的箱子前，里面有一大堆金银财宝，他惊呆了。

　　"你想要吗？"阿正问。

　　"想要，可是不能拿。我爸爸说我们只能拿属于自己的东西，不能贪财，贪财的人必有横祸相伴。"田小七说道。

　　"说的对！君子爱财，取之有道！"阿正赞许道。

　　暑塔里非常安静，钟摆的咔嗒声格外响亮，田小七被这声音吸引过去，紧紧地盯着墙上的表。

　　"你看什么呢？小七。"阿正问。

　　"我觉得很奇怪，按理说，我们打败了暑邪，这个表应该恢复正常，或是停下，这个表针为什么还在走？并且方向有些不对头呢？"田小七疑惑不解地说。

　　"我看看。"阿正走了过去，他盯着这个表看了一会，突然说："这个表确实没有停！坏了！我想错了！"

"阿正哥，你是什么意思？是表坏了吗？"田小七听到阿正的话，紧张地问。

"我原来以为这个表只是暑塔的倒计时钟，但应该不是。这应该是这个世界的倒计时钟。你想想，当我们打败暑邪的时候，这个钟应该恢复正常或停止呀！为什么还在倒计时？"阿正着急地解释。

"是不是坏了，我家里的表就经常坏。"田小七问。

"这里的表可不是一般的表，不会坏。"阿正说着，低头找钟上的字，突然看到一行小字，不仔细看都发现不了，"你看这行字！"

"这个字，我看不懂。"田小七凑脑袋过去。

"还是小篆，要求我们必须在剩余的时间内打败其他塔邪，开启塔灯，否则……"阿正的话又在关键的时候断了。

"否则什么？还剩下多少时间？"田小七着急地追问，但他已经感觉到可怕的事情将要到来。

"否则寒邪、暑邪和火邪会被再次放出来，会变得更加强大。咱们只剩下六个时辰了。"阿正的话听起来那么可怕。

"天哪！那我们在六个时辰内能打败其他三个塔邪吗？还有小茯苓他们，究竟在哪里？"田小七倒吸了一口凉气。

走过火塔，第四座塔映入阿正和田小七的眼帘，与其说这是一座石塔，不如说更像一座长满青苔的塔。远远望去，这不像塔，却像一棵巨大的植物，在月光的映照下，透漏出几分阴森。

"怎么有种刚下过雨的感觉。"田小七吸了吸鼻子。

"就是潮湿的味道呗！你还比较敏感呢！"阿正说，"你的感觉对，这里很潮湿，看这个塔上长满了青苔就知道了。"

田小七用眼光搜寻了一遍，问："可这座塔怎么连个名字都没有？"

"有名字，被挡住了，我给你找找！"阿正飞身上去，对准大门正上方，用云门法棍轻轻拨开一片青苔，露出一个大大的"湿"字，字是绿色的，比青苔绿得更醒目，但湿漉漉的，好像在滴着水。

"阿正哥，门能打开吗？"田小七担心会有什么机关等待着他们。

阿正用云门法棍轻轻一推，门缓缓地打开了，他走了进去，田小七紧跟着阿正，小心翼翼地走入塔中。

塔里很空旷，田小七总感觉什么地方不对劲，但也说不出来。

"虽然几座塔里面空气都不好，但也不一样。这座塔里很潮湿，我身上湿漉漉的，很难受。"田小七说。"我竟然也成了

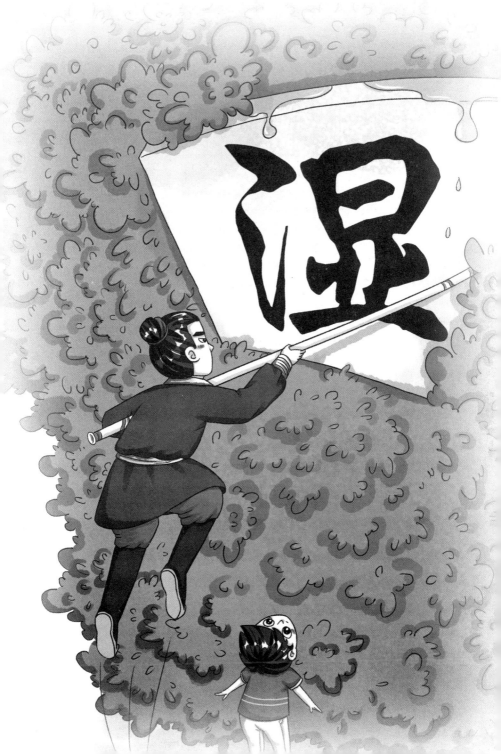

一个'湿人'。"

"诗人？"阿正问。

"我说的是潮湿的湿，其实开了个玩笑，阿正哥。"田小七尴尬地说。

但阿正的表情严肃极了，一点笑模样都没有。

走了一会，并没有什么机关出现，但阿正却发现田小七一句话也不说，只是皱着眉头，低头着走，"你怎么啦？小七。"

"我身体不舒服，头晕、恶心，还有，特别想上厕所。"田小七突然蹲下，捂着肚子。"我憋不住了，我要去上厕所。"

说完，田小七站起来，一个箭步，窜到一个黑暗的地方，开始解决个人问题。

过了好一会，田小七才站起来，看起来轻松多了，他朝阿正走过来，自嘲说："轻松多了，好像卸下了一块石头。"

突然，田小七感觉脚底啪嗒一声，心中顿时一紧，这是什么？会不会是机关！他着急地喊出来："阿正哥，是不是……"

田小七的话音还没落，只见从周围射过来一道道白光，阿正飞身躲开，同时想用手去拽田小七，但田小七躲闪不及，白光齐刷刷地射向田小七。

机关重重的湿塔

那道道白光并不伤人，却能将人整个缠绕起来，田小七被紧紧束住。

"阿正哥，我被捆住了！"田小七失声喊出来。

"这是什么？"阿正心中思索着，用手中的火把靠近一照。但惊讶的是，田小七身上并没有绳子，却感觉被牢牢绑住了。

"我被什么绑住了？怎么身体很沉重，动也动不了呢？"田小七借着亮光，看到自己身上空无一物，奇怪极了。

阿正仔细看过，说："这应该是湿塔妖邪的法宝之一，叫无形绳。无形绳是湿气凝聚而成的，被绑住之后，身体就动弹不得，并有沉重感。"

"对了，我有次得了感冒，头上像裹了一个湿毛巾，身体很困重，就像现在的感觉。爸爸带我去医院，中医师说我是外感风湿。"田小七回忆起来。

"虽然你看不到，但是感觉身体被捆住了，所以叫无形绳。"

"阿正哥，刚才你说这是湿邪的宝贝之一，难道它还有其他法宝？"田小七感觉很恐惧。

"是的，湿邪的法宝很多。"阿正的话让田小七心中一颤。"你在回来的路上，应该是不小心触动了机关，无形绳就被放出来了。"

"阿正哥，快帮我解开这个无形绳吧！我怎么感觉越捆越紧了！"田小七问。

"这个无形绳是解不开的。"阿正说。

"啊！难道我要被捆一辈子？"田小七要哭了。

"应该不会，既然你能启动机关，这里应该也有关闭的机关，等我找一找。"阿正口中念叨了几声，空中竟然出现了一束火焰，跟着阿正。在火焰的映照下，阿正仔细察看地面，发现一个地方隐隐反射出一丝光。阿正用手使劲擦了擦，隐藏在地上的一个按钮呈现出来。

阿正站起来，看了一圈，说："这个机关设置在塔的南边，那么北边或许会有一个相应的机关。"阿正飞快地跑到北边相应的位置，低下头仔细寻找了一会，惊喜地喊道："这里果然有一个机关。"

"阿正哥，你确定这是关闭无形绳的机关吗？有没有可能，你又开启了另一个机关？"被束的越来越紧的田小七担心极了。

"也有可能！"阿正看着田小七，笑了。

"那，阿正哥，你还是……"没等田小七的话说完，阿正就快速地按下了按钮。

几乎在同时，田小七身上的无形绳瞬间消失，被松了绑。

"你怎么猜到的？你真棒！"田小七开始崇拜阿正了，他发现阿正知道很多自己不了解的知识。

"没什么！你看，这里面一切摆设都是对称的，所以我猜机关也是对称的。"阿正笑了。

听了阿正的话，田小七才发现塔里摆的物件虽不多，但的确是完全对称的。"哦，对称原理。"田小七补充说。

田小七的话音还没落，突然下起了瓢泼大雨，形成雨帘，地面则溅起一层白雾。

"可能咱们又开启了另外一个机关！"阿正拉着田小七，快速冲到一个洞里。

说也奇怪，他们一走，雨就停了，塔里再次恢复了宁静，除了地面有些湿，仿佛一切都没有发生。

阿正跳出洞外，大雨仿佛感应到了，又突然而至；阿正赶忙跳回洞中，雨戛然而止。

"阿正哥，你跳进来跳出去的，好玩吗？"

"我可不是玩，是试一试有没有机关。看来这里处处都有机关，咱们可要小心了。"阿正提醒道。

"我不上厕所了，省得再碰上机关。"田小七说。

"上厕所这件事你能做主吗？"阿正逗田小七。

"这件事，不大好做主。"田小七挠挠头，笑了。

"阿正哥，你看，洞里面好像很深呢？通往哪里？"田小七看着里面深邃无比。

"不知道，去看看，反正也出不去了。"阿正说完，往深处走去。

担心遇到新的机关，田小七变得格外小心，战战兢兢地跟着阿正。走了一会，洞的尽头又出现了一个新洞口，洞口滴着水。

"阿正哥，这些塔里的结构也真奇怪。还有，我们在塔里经常碰上洞。"田小七看着阴森森的洞口说。

"是不是妖怪就喜欢住在洞里？我记得《西游记》里的妖怪都喜欢藏在洞里。"田小七问。

"是不是塔邪占据了塔之后，就造出了洞。我记得咱们打败了寒邪、暑邪和火邪之后，塔里的洞都消失了。所以等咱们打败湿邪之后，这里的洞也都会消失了。"田小七思索着说。

阿正回头望着田小七，只是笑，并不说话。

　　田小七感觉被看得有些不好意思，"阿正哥，你在看什么？"

　　"我想，你怪不得被称为学霸，在这样一个危险的环境里，小脑瓜还在不停地转。"阿正笑了。

　　洞里很狭窄，地面还有积水，只容一个人进出，阿正带着田小七依次进入，趟着水，慢慢走。

　　"阿正哥，我走不动了！脚底有什么东西把我粘住了！"田小七着急地叫起来，他感觉双脚被牢牢地粘住了，再也动弹不得。

　　阿正过来拉田小七，但田小七的双脚仿佛在地上生了根，与地面紧紧融合在一起。

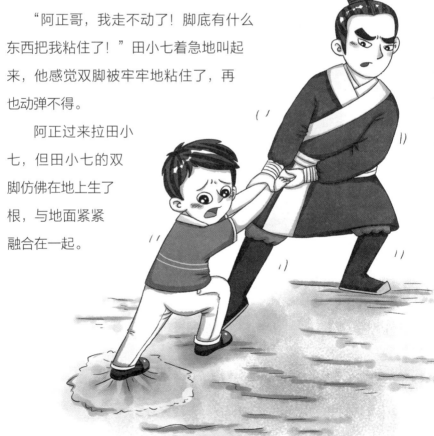

　　阿正放开田小七，后退一步，手指着田小七的脚，口中念念有词，突然大喊："开！"田小七正往外使着力气，随着阿正的喊声，他的脚冷不丁与地面突然分离了。田小七一个趔趄，被阿正扶住了。

　　"阿正哥，你用的什么办法？"田小七松了一口气。

　　却见阿正眉头紧皱，眼睛圆睁，瞪着远处，同时双手放开了田小七，摆出迎战的姿势。

　　田小七感到奇怪，立刻回头一看，不由得惊恐地喊出来："这是些什么东西？！"

湿邪的喽啰们

只见地面的水逐渐聚集在一起，变成了一团团液体，浑浊无比，继而生出头、手和脚，化作一个个可怕的小人，咧着嘴，冲他们袭击过来。

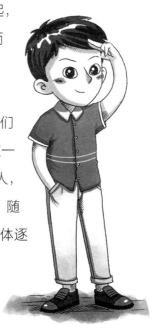

"这是湿邪的护身小喽啰，我们应该离湿邪不远了。"阿正说完，取一个纸包，向空中撒去，纸包碰到小人，破裂散出白粉，白粉迅速裹住小人。随着小人一阵痛苦的嚎叫，它们的身体逐渐缩小，最后消失了。

"这又是什么法宝？它们为什么会缩小，甚至消失？"田小七看呆了。

"煅烧后的石膏粉，不是什么法宝，专门收湿！"阿正继续撒着纸包，空中弥漫着白粉雾，不断传来小人的惨叫声。

"这么容易对付！"田小七惊喜地说道。

"未必！"阿正的神色还是凝重的，一点也没放松下来。

小人的惨叫声越来越少，白粉雾也逐渐散去。

地面上的水却没有消失，悄悄地逐渐聚拢，形成一大团液体，化生出一个可怕的巨人，样貌与小人相似，但是体型大了几十倍。

巨人脸上带着复仇的表情，紧紧盯着阿正和田小七。

"阿正哥，这个喽啰怎么这么大？"田小七不寒而栗，后退了几步。

"把孩子打跑了，孩子妈妈找来了！这个应该叫大喽啰吧！"阿正看着，把所有的煅石膏粉都抛到那个大喽啰身上，却没有起任何作用。但是抛过去的石膏粉激怒了大喽啰，它咆哮了一声，一把打掉了石膏粉，向他们冲过来！

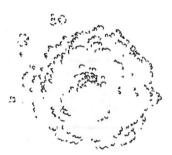

石膏粉

内服具有清热泻火的作用，煅烧后成粉，则具有收湿的作用。

"这怎么办？这个妈妈好对付吗？"田小七问阿正。

"有办法！"阿正看着大喽啰。

"什么办法？"田小七充满期待地看着阿正，希望他掏出什么宝贝来。

"办法就是跑！跑着想办法！"阿正拉起田小七，快步跑起来。

"那，阿正哥，它跑得快吗？能赶上咱们吗？"田小七问。

"这时候你还有问题！把力气都用在腿上吧！"阿正气喘吁吁地回答。

两个人使出全身的力气跑着。

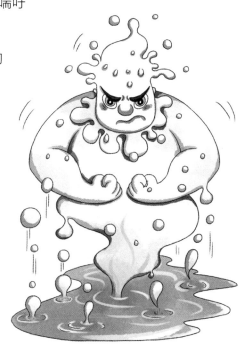

"阿正哥，你的手抓得太紧了，我都喘不动气了！你快松松手！"田小七叫道。

"我没使劲呀！"阿正下意识看了田小七一眼，这一看，浑身的汗毛都竖起来。

那个大喽啰不知道什么时候赶了上来，一只手环住田小七的腰，另一只手向阿正伸过来。

"啊！它在你身后！"阿正叫道。

"阿正哥，你不是有云门法棍吗？快把它打走，我快憋死了！"田小七的脸憋得通红。

阿正突然想起云门法棍，抽出法棍，用力向大喽啰劈过去。

大喽啰也不傻，看到这根棍子，立刻松开田小七，躲过一棍。

"阿正哥，继续打呀！快把它打跑！"田小七急得恨不得亲自上场。

"我知道！"阿正飞起身来，使出连环棍，继续追着大喽啰打。

大喽啰往一个洞口跑去，阿正也跟着追出去。

"都跑了！"田小七无奈地站在原地等着，上面落下一滴水珠，田小七伸手擦了，却感觉又落下第二滴，第三滴……田小七马不停蹄地擦着，却不如滴水快。突然感觉到头上像戴了一顶帽子，并且不断收紧。

田小七伸手去抓帽子，然而什么都没有抓到，帽子却越收越紧。

"哈哈！留下一个什么都不会的小孩！"一个庞大的怪物

跳下来，身子光溜溜的，看起来有些秽浊。

"你，你也是湿邪的喽啰吗？"田小七快说不出话来了。

"什么喽啰？你们这些小孩，居然敢来这里！真是上门送死呀！那让我成全你！"怪物狞笑着说，伸出两个巨大的爪子，向田小七抓过来。

田小七急忙一闪，躲了过去，他看着怪物后方大喊："阿正哥，快杀了这个怪物。"

怪物顿时一愣，停止了进攻，回头望去，什么也没看到，明白上了田小七的当，恼羞成怒。但再转回头的时候，田小七的身影已经闪入了洞中。

怪物大叫一声，跟着田小七进入了洞中。

怪物身形巨大，但动作却异常灵活，不一会儿就追上了田小七，一把将田小七抓在手中，狞笑着说："这次你还有什么诡计可施？"

"怪物哥哥，你在吃我之前，能回答我两个问题吗？让我死得瞑目。"田小七问。

"问题？你又有什么诡计？"怪物转动着眼珠。"我看你也跑不了。说吧！让你死个心服口服吧！"

"怪物哥哥，你的主人是不是湿邪？"田小七问。

"当然是！不对，什么湿邪！我的主人是伟大无比的湿王。"

怪物回答说。

"那这六座邪塔谁的本领最强呀？"田小七问。

"当然是我们湿王的本领最强，它的法宝可多啦！它的本领无人能敌！"怪物不满地说。

"哼，我听说风邪是大王，无所不知，无所不能！"田小七有些不相信。

"你胡说，我们湿王最厉害！它会很多本领，谁见了都害怕！"怪物更加生气了，它用了一下力，田小七疼的咧了一下嘴。

"我上次碰到寒邪，它说你们大王见了风邪都打哆嗦，像一只温顺的小猫！"田小七不服气地说。

"寒邪乱讲，它有什么资格评论我们大王！"怪物发起怒来，刚想与田小七争执，突然想起什么事情，"我明白了！死到临头，你还在耍滑头！"

"我没有耍滑头！阿正哥，你终于来了，快一棍子杀了这个怪物！"田小七突然望着怪物身后，高声喊着。

"你以为我还会相信你……"怪物的话还没有说完，突然听见砰的一声，它庞大的身躯顿时倒地，摔起一片灰尘。

寻找规律

阿正站在怪物身后，手持云门法棍。

"阿正哥，你怎么找到我的？"田小七挤了挤眉毛。

"你还问我，你聊天的声音那么大，还不是故意把我引来救你！"阿正笑了。

"你猜到了，我估计你就在不远处。不过我也没办法，我没有云门法棍，只有一副大嗓门。"田小七也笑了。

"阿正哥，我觉得你真奇怪，有时候会用云门法棍把怪物一下子打死，有时候却拉着我狼狈地逃跑。"田小七疑惑地问。

"我刚恢复了法术，还不适应会法术的自己呢！其实，我没告诉你，有时候我的法术会突然消失。"阿正的回答让田小七更加担心。

"真险呀！这两个怪物真是诡计多端，一个把我引入洞中，一个袭击你，用了调虎离山之计。"阿正擦了一把汗。

"所以我就以其人之道还治其人之身！"田小七笑着说，突然想到了什么，问："阿正哥，你说只有这两个怪物吗？还有其他的怪物吗？"

"有，或许有更加危险的怪物等着我们！"阿正这次好像没有开玩笑，田小七不由得颤抖了一下。

"还往前走吗？"田小七问。

"那还用说，必须往前走！"阿正收起云门法棍，带着忐忑不安的田小七继续前行。

田小七突然停住了，"阿正哥，这里又出现两个洞口，咱们是往左走，还是往右走？"

阿正略一沉思，坚定地说："往左走。"

"你确定吗？如果走错了呢？"田小七迟疑地看着阿正。

"那就出来，再往右走。"阿正的话让田小七更加不踏实了，但是田小七也没有更好的办法，只得继续跟着阿正走。

走了一会，眼前豁然开朗，出现了一大片绿色，仔细看去，原来是一块沼泽地，走过沼泽地，对面是一个门，上面挂着一个牌匾，写着："湿王府"。

"阿正哥，我们走对了，你猜对了。"田小七看到那个牌匾，欣喜地说。

阿正的脸上也露出了一丝笑容，"我不是猜的，是心中算出来的。"

"那你为什么骗我说是猜的？"田小七问。

"我想开个玩笑，放松一下心情。"阿正一本正经地说。

"阿正哥，你的笑话总是很冷！"田小七无奈地说。"可怎么走过这片沼泽地呢？"

"我不知道。"阿正回答说。

"阿正哥，你又在开玩笑，我记得你会飞的，你可以把我带过去。"田小七瞪大眼睛说。

"我这次没有开玩笑，我记得给你们说过，我在塔里飞不起来，出了塔才可以飞起来。"阿正的态度很严肃。

"我可以去试试。"阿正说完，快步走上沼泽，正如田小七所担心的，很快滑了进去，越陷越深，阿正挣扎起来。

"千万别挣扎，你会越陷越深的，阿正哥！拿出云门法棍！"田小七大声喊着。

阿正听了田小七的话，不再挣扎，下陷的速度果然慢了很多，他拿出云门法棍递给田小七。田小七使出吃奶的力气，紧紧地拉住云门法棍，无奈也承担不了阿正的体重，棍子拉着田小七慢慢移动起来。

"阿正哥,云门法棍能变成一根绳子吗？"田小七憋红了脸，

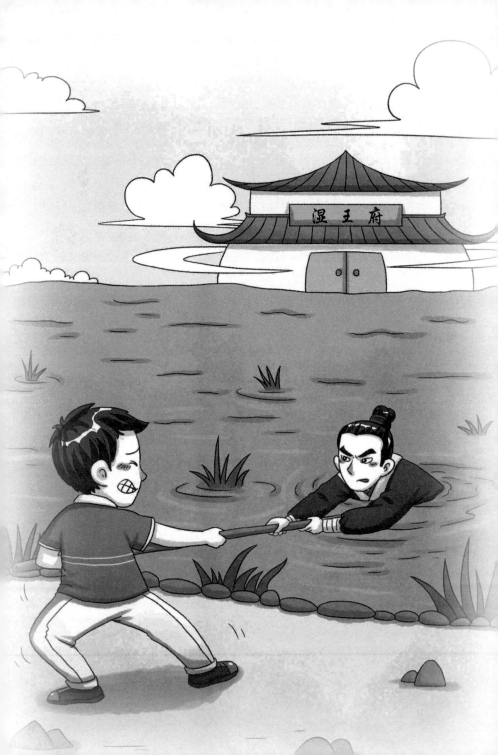

咬着牙问。

"能！"不知道阿正念了什么，云门法棍突然变成一根粗绳子。

田小七背过身，背起绳子、弓着身体慢慢走，使出全身的力气拉着绳子。他突然看到一块大石头，看上去很结实的样子。田小七努力拉着绳子，绕着石头慢慢转圈，阿正使着力气，身体被一点点拔出来了。

田小七瘫软在阿正身边，说："阿正哥，原来你真的不知道怎样走过沼泽地呀！"

阿正尴尬地笑了，"那咱们怎么过去？"

"我记得老师曾经说过，在沼泽地上，需要匍匐身子，可以爬过去，这样能减小压强。"田小七思索着说。

"为什么？什么叫压强？"阿正听不懂了。

"因为人匍匐在上面，身体的重量就分散了，压强就降低了，就不容易掉进去了。"田小七顿了一下，"压强是物理上学的，是物体所受的压力与受力面积之比。"

"这么复杂？物理又是什么？你还学过物理？"阿正的话让田小七很无奈。

"怎么说呢，说来话长。阿正哥，今天不说了。物理是一门课程，我还没学过物理，将来上初中的时候学。但我们科学老师讲过很多物理知识，可以解释生活中的很多现象，很有意思。"田小七忽然想起什么，"阿正哥，你包里还有什么？"

阿正一拍脑门，"我可以利用云门法棍。"

说完，他从包里拿出了一个铁钩子，绑在云门法棍变成的绳子上，使劲一抛，抛到了对面，铁钩子勾到了什么，阿正拉了拉，感觉拉不动了。阿正把绳子另一端绑在那块巨石上，然后回头冲田小七说："咱们爬过去？"

田小七点点头。两个人一前一后顺着绳子爬到了对面，阿正一头撞开门，两个人从绳子上跳入门内。

田小七看了一周，问："湿邪呢？"

"肯定等着我们呢，就是不知道它在哪里等。"阿正站起来，顺手将田小七拉起来。

门里有一条石头道，上面刻着一些古怪的花纹。

田小七拍拍身上，刚要迈腿向前走，突然听到阿正一声断喝："站住，别动！这里有机关！"

田小七的腿立刻缩回来，阿正捡起一块石头，往前方的地上扔去，石头落地，地面应声裂开，又瞬间合并上。

"差点摔下去！"田小七嘴巴张得很大，心想要不是被阿正叫住，掉下去的就不是石头，而是自己了。

"你看这花纹，不像正常的花纹，这个花纹很奇怪。仔细观察，其实暗藏着规律，这个花纹好像是被错放了，所以应该还原成原来的图像，按照图像的组合顺序走。"阿正看着花纹说。

"在这奇怪的地方，事事都要小心呀！"田小七感叹道。

阿正口中念念有词，看着错排的花纹，心中将其默默地组合起来，顺着组合的方式慢慢走着，田小七亦步亦趋地跟着。

"不对，这里有问题！"阿正突然停下脚步，皱起眉头，沉思着。

"怎么啦？"田小七顺着阿正的目光看过去，断裂的花瓣出现了两个组合方式，并且看起来都是那么合理！

"咱们分别试一试？"田小七问。

"小心，此处一定有机关。"阿正面色凝重，一向处事坚定的阿正，也有些犹豫了。

"到底走哪一边呢？两边都像呢！"阿正冥思苦想。

"阿正哥，咱们是不是考虑错了，如果这一步无论选哪一个，都和下一步接不起来，是不是这一步就该空过去？"田小七突然想到了什么。

"有道理！"阿正被提醒了之后，恍然大悟。

"我们老师说考试的时候，如果被一道题难倒了，就不要把时间一直用在这道题上，而是做下一道，或许会有所启发。刚才我想，既然无法选择，就看看下一步，结果看了下一步，可能发现这一步实际是个陷阱。"田小七停了停，自言自语地说：
"也就是我们思考问题，如果陷入固定思维中，可能为此耗费
了大量时间和精力，最终还以失败而告终。"

两个人迈过去，只听一声巨响，后面的石头路分崩离析，
一阵烟雾过后，居然变成了一道悬崖。

"好险！"阿正感叹道，转身要继续往前走。

"阿正哥，你看前面是什么？"田小七拽住阿正说。

潭底的怪物

不知道什么时候，两个人的面前竟然出现了一个水潭，深不见底，两个人的后面变成了悬崖，只剩下站立的石头路，孤独地留在身后。

"各种稀奇古怪的事情都会出现！塔里居然又出现了水潭！关键我们也没有退路了！"田小七感觉一切都太不符合常理了，他不由感叹道。

"这就是被湿邪控制的塔。以前我法力正常的时候，这些邪气都被很好地控制在塔里。但是我的法力出现了问题，这些邪气又被放出来了，四处为患，所以什么奇怪的事情都可能发生。"阿正回答。

"那你的法力什么时候恢复正常？"田小七问。

"我感觉快恢复了。但现在也很奇怪，法力有时有，有时无。"

阿正回答。

阿正的话音还没落，只见田小七的脸色突变，大喊一声：
"快看！"

只见原先平静的水潭中突然泛起涟漪，继而涟漪化为波浪，
波浪越来越大，在波浪的中心，竟然出现了一个漩涡，漩涡逐
渐加深，突然窜出一股水流，吓了两人一跳。

却见这股水流竟然化成一个水人，这个水人与常人没有区
别，只是体型巨大、通体透明。

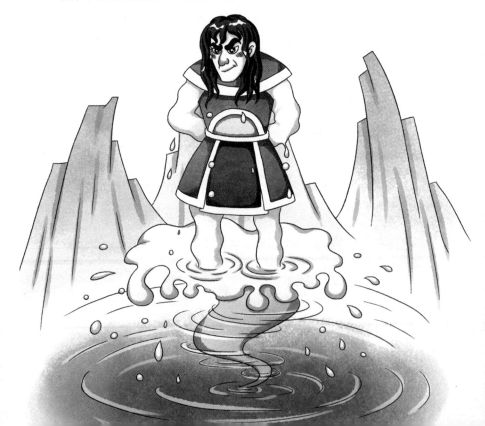

"它是谁？"田小七懵了。

"不认识！但我猜是这座塔的主人了！"阿正上前一步，挡在田小七前面。

"是湿邪？到底是水做的人，还是人变成了水？"田小七的眼睛瞪得很大，他的头有点晕。

"你们真是自不量力！我劝你们别管这个世界的事情，哪里来的，就回到哪里去。阿正，看在以往的交情上，我可以不伤害你们。"湿邪嘴边泛起一丝诡异的笑容，"但你们如果选择多管闲事，我可就不客气了！"

说完，湿邪用手指头冲阿正和田小七一点，一股水流直冲过来，吓得他们赶紧逃开。阿正带着田小七跑到一个洞里，从包里抽出一个盾，死死顶住这股水流，却显得有些吃力。

"阿正，你的法力没有完全恢复呢！"湿邪有些得意。"所以，投降吧！我会饶了你。"

"我不会投降！"阿正的声音不大，但却很坚定。

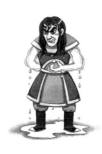

湿邪

湿邪易损伤人体阳气，易阻滞人体气机，可使人产生乏力的表现，或感到肢体重着，有沉重感；湿邪侵害人体，还会使人出现腹泻的症状。

破坏指数：★★★。

"那就等死吧！"湿邪鼓足力气，吐出了一股巨大水流，杀气腾腾直冲过来。

"想不到你这个透明人的法力这么厉害！"一个熟悉的声音传过来，三个熟悉的身影出现了。

"这不是小茯苓他们吗？"田小七感到又惊又喜，想不到在这个地方，在这个关键的时候遇到了小茯苓，他们是怎么回来的？

却看湿邪，冷不丁被问了话，顿时分了神，那股巨大的水流也失去了攻击力量，被阿正用盾挡了回来。

"你们又是谁？"湿邪回头瞪着小茯苓他们问。

"我就是个普通的小孩。我就是好奇，你哪里来的勇气。"小茯苓站在那里，盯着湿邪说。

"什么？你说什么？"湿邪更加生气了。

"你的听力不好吗？"毛毛笑着问。

"毛毛，别这样说人家！我来重复一遍：你这个似人非人，似水非水的怪物，哪里来的勇气挑战。我们之中随便一个人，就可以把你打得落花流水。"小茯苓毫不畏惧地又说了一遍。

"小茯苓，你说的这些话是偷偷跟我学的吧。"毛毛听到小茯苓的话，这么具有挑衅性，顺便也开始敬佩自己了。

"小丫头，太自不量力了！看我怎么收拾你！"被激怒的湿邪转过身来，一个深深的吸气，突然喷出三股巨浪，狞笑着，翻滚着，向小茯苓袭击过来。

小茯苓却并不害怕，她从口袋里拿出一个锦包，打开锦包，掏出一把黄土，朝巨浪撒去，黄土在空中如得了生命，愈长愈大，变成一个龙头土罐，竟将三股巨浪统统收在里面，然后又变成一把黄土，进入锦包中。

"你到底是谁？哪来的这个东西！"湿邪见巨浪被小茯苓轻而易举地收了，不由得问道。

"我只是法力最差的一位，你看他们几个，比我的法力大多了。你本事太差，打不过我，更打不过他们。"小茯苓的话有意无意地在激怒湿邪。

湿邪被完全激怒了，它的面孔扭曲了，它从水中腾起，化成一条巨龙，更确切地说，是一条水龙，张牙舞爪地直冲小茯苓飞来。

小茯苓用手向空中一抓，只见那把黄土竟然从锦包中冲出，在空中变成了一个巨大的篓，里面好像有巨大的吸力，将水龙牢牢吸入篓中，动弹不得。

这时，水潭中间又出现一个漩涡，不断增大，不断加深，好像水底出现了一个漏处，水潭的水越来越少，直至全部消失了。水潭变成了一个巨大的坑，谁也不知道水去了哪里？

阿正跳入空荡荡的水潭，大声喊："快来看！这里有一个密室！"

"密室！"田小七和毛毛争先恐后的跳入空水潭，却发现果然有一个密室，密室旁边有一个闸，正是大家都熟悉的塔闸。

"阿正哥，给你！"小茯苓也跳下去，把黄土篓递过去。

阿正接过黄土篓，将黄土篓掷入密室，飞快地将闸门关上，贴上封条。

"唉，这个篓也不要了，留着干点别的也好呀！"毛毛无比惋惜地说。

"湿邪已经抓住了，这个篓没用了。再说这就是一把黄土。"小茯苓笑着说。

"小茯苓，你刚才是不是故意激怒湿邪的？"毛毛问。

"是的，你不是常常这样干？"小茯苓笑着反问。

"我看出来了，你跟我学的，那你干吗激怒它？"

"因为湿邪和人一样，在愤怒的时候，往往会失去理智，乱了方寸，这样更加容易对付。"小茯苓做了个鬼脸。

阿正将闸放下，将湿邪关在了塔里，又将塔灯打开，刹那间，一片光芒照耀着塔里，灯火辉煌，石壁上、石阶上，处处刻着精美的花纹。

阿正用袖子擦了擦灯座，上面刻着的一句话却吓了他一跳：一切即将发生！

小茯苓的奇遇

"这个塔也很美！"林夏夏感叹道。

大家走出来的时候，被眼前的景象惊呆了，塔身绿色的青苔不见了。塔身上镶嵌着琉璃，在阳光的照耀下，折射出灿烂的光。

"咱们这次为什么这样轻松？"毛毛感觉没做什么，湿邪就降伏了。

"亏了小茯苓刚学的本事！"田小七夸赞道。

"小茯苓，这次真亏了你！你从哪里学的法术？我们以后的探险什么都不用怕了！"林夏夏敬佩的问。

"你到底是谁？"毛毛充满怀疑地问，"据我观察，你已经不再是个普通的小孩了，你到底跟谁学会了这些法术？"

小茯苓望着毛毛，不知道如何说起。

"茯苓大姐！"毛毛突然冲小茯苓大喊一声。

小茯苓倒退几步，疑惑地看着毛毛，问："你刚才喊的是什么？"

"茯苓大姐！我以后就跟你混了！"毛毛又是一拱手，差点下拜，态度无比虔诚。

"别！我就会三个招数，一是抓白衣少年的那个网。二是我的那个宝贝球，抓火邪的时候奉献了。第三个就是抓湿邪用的那把黄土。除此之外，就是偷了白衣少年的那个防火罩，我都使出来了，现在什么都没有了，其他的我还没学会。"小茯苓的话又把兴致勃勃的大家打回了原形，尤其是毛毛。

"但是，小茯苓，确实很奇怪，你从哪里学的这三个招数？这些都不是我们这个世界的法术。"阿正狐疑地望着小茯苓。

"这个说来话长了，还要从我们探险寒塔说起。"小茯苓望着阿正，缓和的口气竟有几分像慧爷。

"对了，寒塔探险我们没带你呀？可你后来怎么进来的？你是不是小茯苓？"田小七突然想起来，当时的小茯苓也是怪怪的。

"我当然是小茯苓，如假包换！"小茯苓没好气地说。

"当时你们去救林夏夏，就把我一个人留下了。"小茯苓说。"我很闷，琢磨怎么出去帮你们的时候，门响了。"

“谁？”毛毛问。

“我打开了门，门外却空无一人，我又出去看了看，也没人。我见没有人，就回身把门关上了，但我的脖子却被人卡住了。”

“谁？是我弟弟？”阿正问。

“是他，那个白衣少年，他恶狠狠地要把我弄晕，然后将我掳走。我使劲挣扎，但也摆脱不了。正在这个危急的时刻，突然屋顶上掉落了一张大网，将白衣少年紧紧裹住，并且越裹越紧。”小茯苓说。

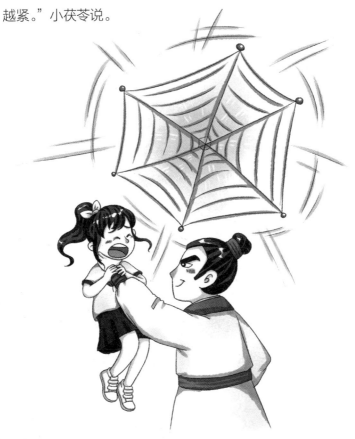

"哪里来的网？"毛毛好奇地问。

"我也很奇怪，我抬头一看，一个白胡子老爷爷竟然笑呵呵地从屋顶飞下来。"小茯苓回想起当时的场景。

"是慧爷？"田小七按捺不住了，插入一个问题。

"不是慧爷！"小茯苓说，"应该也不是这个世界的人。"

"你怎么知道？"阿正奇怪了。

"别着急，听我说。我很惊奇地望着他，他开口说话了。这个白胡子爷爷说了很多，他对我的一切都了如指掌。我问他是谁？是不是阿正哥派来救我的？他只是笑笑，摇摇头，并不回答。"小茯苓回忆说，"我就问他，我们能救出林夏夏吗？我能找到爸爸吗？我们能从这个世界出去吗？"

"能吗？"田小七问。

"他也不回答，他只是笑，然后扔给我两件东西，一个是球，还有一个就是这包黄土，这个白胡子爷爷说黄土只能在最紧急的时候用，并且仅仅能用一次。"小茯苓说。"他还告诉我，让我从这个世界出去后，就去另一个世界找他，他在那里等着我，然后告诉我想知道的事情。"

"不是三件东西吗？"毛毛问。

"还有他留下的那个网，在白衣少年身上呢。奇怪的是，如果白衣少年逃脱了，这个网就能自动返回我的包裹中。然后他就飘走了。于是我就取了白衣少年抢走的药，顺手拿了那个防火罩，去找你们了。后来的事情你们都知道了。"小茯苓回答道。

"阿正哥，这个白胡子爷爷是谁？"田小七问。

"我也不知道，确实不像是这个世界的人。但是，我可以肯定一点。"阿正说。

"你能肯定什么？"毛毛追着问。

"他肯定与小茯苓有关系，一定有什么缘分。至于有什么缘分，我就不知道了，解铃还须系铃人，答案需要你们自己去寻找。"阿正望着小茯苓，小茯苓也是一头雾水地看着阿正。

不一样的燥塔

"进入燥塔，你们会有不一样的经历！"阿正慢悠悠地说。

"不一样？怎么不一样？"毛毛好奇地问。

"可我感觉每个塔都不一样，寒塔、暑塔、火塔和湿塔都不一样。你说的不一样是什么意思？你有好办法吗？"小茯苓希望阿正能够说明白些。

"所以探险很有意思，你不知道下一秒发生什么事情。在这个过程中，你能够感受不一样的事物。如果能够预知未来，生活还有意思，至于办法，我一开始就说了，要靠这里。"阿正指了指脑袋，学慧爷的口气说话，学的像极了。

燥塔为什么不一样？成为一个留在大家心底的谜团。

燥塔确实不一样，外形就与其他塔不一样，显得格外的破旧，墙面干裂出一道道裂缝，不断地往下掉石块。

"怎么看不到燥字？"田小七问。

只见阿正飞身上去，如法炮制，用他的宝贝法棍又擦了一遍，这次不但没有擦出来，反而擦掉一些石块和灰土，不断地掉下来。

"快跑！小心石头！"阿正提醒大家，但回头一看，几个小孩竟然全部都跑掉了，阿正感叹道，"真的是长大了，也长记性了。"

阿正不再寻找牌匾，他用法棍一捅大门，干裂的大门打开了，呈现出一个黑漆漆的世界。

"出来吧，咱们该进塔了！"阿正招呼大家。

小伙伴们从四下里走出来，进入燥塔，里面空荡荡的，只有一个回旋的木质楼梯，除此之外，再无他物。但是，在这静悄悄的地方，大家却感到更加恐怖，担心从哪里蹦出一个妖邪来。

"怎么这个塔的楼梯是木头的？"田小七感到很疑惑，"其他的塔里都是石头楼梯。"

"会不会不结实？"毛毛一踩上去，楼梯就吱呀吱呀地响起来了，他开始为自己的体重担心。

"你的体重，真有些危险。"阿正看起来那么严肃，让毛毛更加为自己的体重担心。

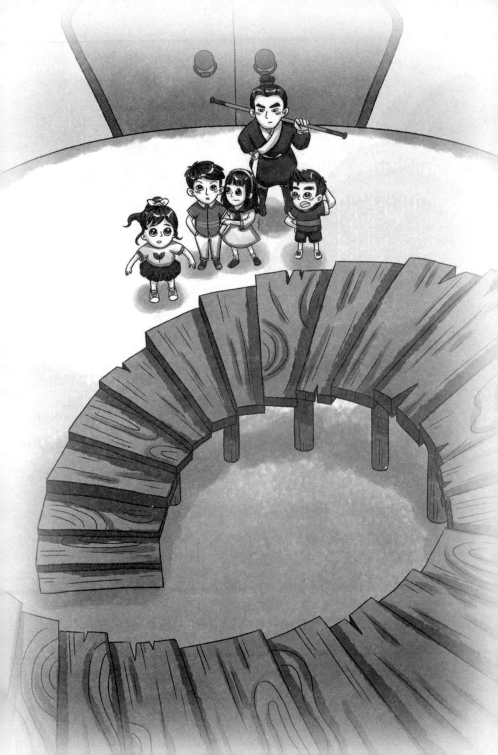

"要不你别去了？"小茯苓建议说。

"那可不行！等你们都走了，那个穿白衣的家伙，再把我掳走呢！万一他今天心情不好，把我给……"毛毛的话没说完，自己被自己的话吓到了。

"那走吧，也没别的办法，你要特别小心！尤其是你的体重！"阿正正色说。

大家小心翼翼地走上楼梯，走了一会，稍稍有些放心，没有任何妖邪扑出来，也没有遇到各种危险。

塔里很静，只有几个人的脚步声，和踩在破旧楼梯上的吱呀声，在空间里回旋着。

这里并不像一个令人毛骨悚然的邪塔，倒像是一个被人遗弃了很久的地方，处处透漏出荒凉。

"是不是燥邪听到我们的威名，就吓跑了？留下这个孤塔？"毛毛走了一会，想开个玩笑，打破这沉闷的气氛。

"不会的，燥邪应该不会离开这里的，这里是它的居所。它如果离开这里，就会在瞬间化为乌有，变成自然界的一种气候了。"阿正严肃地说。

毛毛一边走，一边用手使劲挠自己的身体。

"你怎么了？"田小七看到毛毛的样子，很奇怪。

"我浑身痒，一直挠，都不管用。我还口渴得难受。"毛毛很难受。

"我也口渴。很奇怪，这个地方也不热，但我就是口渴，你看我的嘴唇都干了。"田小七舔了舔嘴唇，感觉更加渴了。他想咽口唾沫，但喉咙里干干的，什么也没有。

"我也是口渴。大家慢点走，我怎么感觉这个楼梯不结实呢？"小茯苓有些担心。

"我也很害怕，生怕下一步就踩漏了。"林夏夏紧张极了。

"别说话了，大家小心脚下！"阿正提醒大家。

毛毛拼命地挠着自己，心里格外担心自己的体重。当毛毛踩下去的时候，楼梯突然出现一个裂缝，迅速崩裂开来。毛毛一脚踩空，伴随着喊叫声，整个身体掉了下去。

入侵的燥邪

田小七见状，赶紧伸手去抓住毛毛，却见那道裂缝变得越来越大，田小七也跟着掉了下去。

阿正吓坏了，他飞身过来，一把拽住田小七和即将坠到地上的毛毛。

但是，这时却传来响亮的爆裂声，只见那道裂缝向阿正、向小茯苓他们逐渐蔓延开来。

"快往下跑！楼梯要断裂了！"阿正着急地喊。

可是已经来不及了，随着爆裂声，那个破旧的楼梯瞬间分崩离析，伴随着惊叫声，几个小伙伴坠落到地上，地面也随之塌陷了，阿正和小伙伴们一起跌落到一个深不见底的坑里。"毛毛，小茯苓，夏夏，阿正哥，你们在哪里？"不知道过了多久，田小七醒了，他在黑暗里摸索着，寻找着其他人。

"我在这里……"毛毛的话没有说完，就被他猛烈的咳嗽

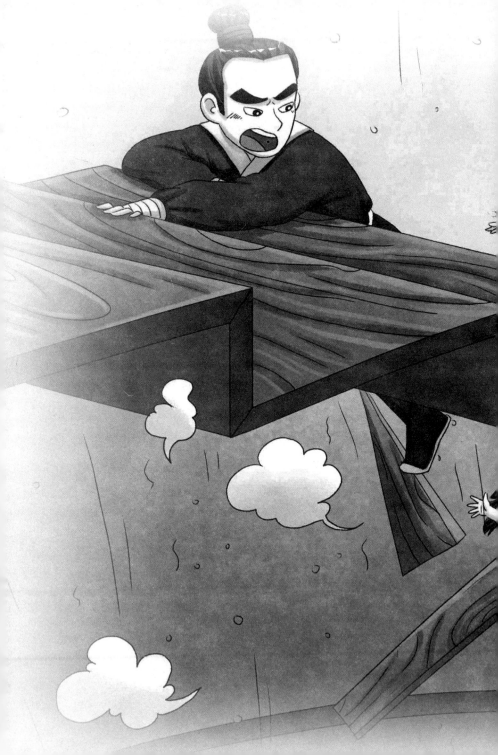

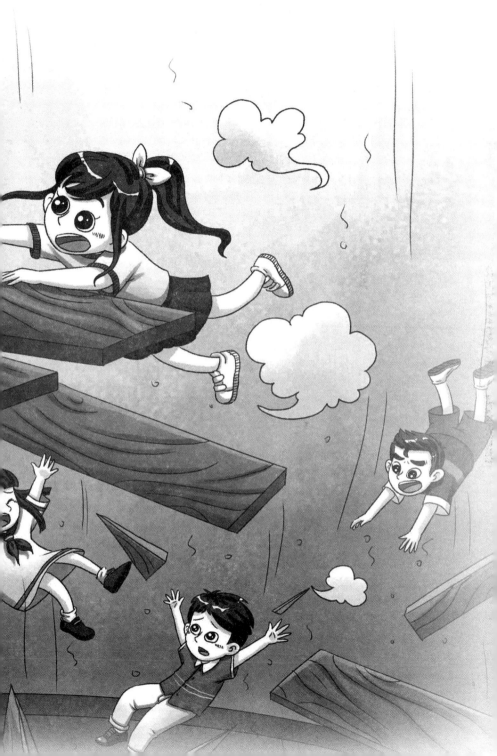

声打断了。

"你怎么了？有痰吗？"小茯苓也醒了，问毛毛。

"我，我也不知道，就是想咳嗽。"毛毛说几个字，猛烈的咳嗽就不停地打断他的话，"一点，一点痰也没有。就是，就是想咳嗽。"

"这应该是燥邪在伤害你的身体，会感到皮肤干燥瘙痒、口渴，还会咳嗽，症状会越来越重，其他人也会慢慢出现这个症状。"在伸手不见五指的黑暗中，阿正的话听起来那么恐怖。

"我也有点瘙痒，还有口干，好像秋天就有这种感觉。"小茯苓问。

"是的，你会感到皮肤干燥，口干舌燥，有时候还会咳嗽，一点痰也没有，这都是因为燥引起的，所以我们叫秋燥。"阿正继续解释。

"啊！那怎么办？"小茯苓害怕了，她隐约感到了燥邪的侵袭，只是没有毛毛那么严重。

"我，我特别渴，喀喀，我，想，想喝水，还有水吗？"小茯苓把水壶递给毛毛，毛毛猛灌了一通，水很快喝光了，他倒举着水壶，试图倒出最后一滴，水壶干了，却仍旧感到口渴难忍。

毛毛一句话也说不出来了，他一直在剧烈地咳嗽，仿佛要把肺咳出来了。

"这可怎么办？"林夏夏的眼泪出来了。

"我去找找有没有出路，赶紧找到出口，离开这里。"田小七站起来，但被阿正按住了，他示意田小七坐下，然后说："还是我去吧。"

说完，阿正转身离开了，去寻找出口。

等待的时间显得那么漫长，几个小伙伴的咳嗽声此起彼伏，越来越厉害。

"毛毛，你别乱动了，你弄得到处是灰，我都想咳嗽了。"林夏夏咳嗽了几声。

"我，我没乱动，喀喀！我，一直在这里，在这里，咳嗽，喀喀！"毛毛脸憋得通红地着急解释，被咳嗽打断了好几次。"每次有人捣乱，你就想到我，喀喀！这是偏见！"

"哪来的灰？"小茯苓一个激灵，她感觉有人在黑暗中，悄悄地、静静地注视着他们。

灰尘更多了，弥漫在空气中，田小七开始咳嗽，小茯苓和林夏夏也开始了咳嗽，并且咳嗽的程度越来越严重。

"原来咳嗽都可以这样严重！"小茯苓心里想着，咳嗽太剧烈，她浑身无力，瘫倒在地上。

隐隐约约听到有人在狞笑，一个阴森的声音随之传来："都倒下了，得来全不费功夫呀！”

　　“这是谁的声音？它会把我们怎么样？”小茯苓剧烈地咳嗽着，她已经没有力气坐起来，心中充满了恐惧。

　　毛毛也剧烈地咳嗽着，他感觉有一只大手抓住了自己，这只手非常粗糙，像沙砾一样。他害怕极了，使劲挣扎着，转头望去，在伸手不见五指的黑暗中，有一双闪烁着绿光的眼睛，射出恶狠狠的光。

石碑后的秘密

毛毛想挣脱这只手，但是身上却没有一点力气。

"你又想害人！"只听见一声断喝，一个身影飞过来，手中持一根棍子，直劈下去，打在那只粗糙的手上。只听一声痛叫，手缩了回去，绿色的眼睛也骤然消失在黑暗中。

"阿正！"大家心中一喜。

黑暗的空间被一个火把点亮了，阿正英姿飒爽地站在那里，手中拿了一根棍子。

"你的法力又恢，恢复，喀喀……"毛毛的问题还没提出来，又是一阵剧烈的咳嗽。

阿正从口袋里掏出几粒药丸，快速塞到小茯苓、田小七、毛毛和林夏夏嘴里。

几个小伙伴如获至宝，还没来得及咽呢，药丸就融化在口中了。随着药丸的融化，大家感觉口中没那么干燥了，咳嗽也突然减轻了。

"阿正哥,你给我们吃的什么? 怎么不渴了,也不咳嗽了? "田小七好奇地问。

"我身上也不痒了。"毛毛顿时感觉好受多了。

"对抗燥邪的药。"阿正笑了。

"是不是石斛? "小茯苓听爸爸说过石斛的故事，知道那是治燥药。

"那只是其中一味中药，这个药丸里还有天冬、麦冬等多种药材，可以养阴润燥。"阿正说。

小茯苓没听懂前面的话，但听懂后面的话了,"确实不燥了,嗓子也不干了，也不想咳嗽了。"

"刚才怎么不给我们吃? "毛毛嗔怪着。

"刚才忘记了，我去找出口的路上，想起来口袋里有这个。还有，我担心再有调虎离山计，心想不能把你们留在危险的地方，就跑了回来。"阿正笑着说。

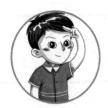

养阴药

　　可以养阴润燥，对抗燥邪，包括石斛、天冬、麦冬、南北沙参、百合、玉竹等。当人们被燥邪伤害，根据不同的症状，判断燥邪伤了哪些脏腑，对应选择使用这些养阴药。

阿正念了几句，点燃了一团火焰，把洞里照亮了，大家这才发现原来掉入了一个圆圆的洞里，洞底都是沙子。

"阿正哥，是不是你的法力又恢复了？"田小七看着阿正问。

"是的，我突然感觉法力又恢复正常了。"阿正点点头。

"我去看看！"阿正一个飞身，到了空中。

"阿正哥真棒！"毛毛无比崇拜地看着阿正。

"现在阿正哥挺棒的，刚才有一阵不太棒，吓死我了。"田小七笑着说。

"可我记得阿正哥说过，他在塔里飞不起来呀？"田小七突然想起来什么。话音还没落，阿正从空中掉了下来，坠入沙堆。

阿正从里面钻出来，叹了口气："唉！我也忘记了，我在塔里飞不起来！"

阿正起身拍了拍身上，说："我刚才在空中看到个地方，燥邪可能躲在那里。"阿正指着高处一个突出的石碑说。

"那不是个石碑吗？"田小七问。

"在石碑后面，上去就知道了。"阿正略带神秘地说。

"这些邪为什么总躲在关它的地方？"田小七问。

"大概它们认为越是危险的地方，就越安全吧。"阿正说完，将云门法棍瞬间变成一根绳子，将绳子一端的铁扣用力向石碑抛出，只听啪嗒一声，铁扣在什么地方固定住了，阿正拽了拽，感觉比较稳固了，一拍小茯苓，"你先上去。"

"我？"小茯苓有些怯，爬绳子确实没干过，自己能爬上去吗？

"我觉得你行！"阿正的眼神非常坚定。

"我不太行。"小茯苓还是不敢爬。

"我来爬！"毛毛毛遂自荐，试着爬上绳子，绳子上早被阿正打上了一个个的结，他爬着并不费劲。

"你接着爬。"阿正拉过田小七。

田小七也爬上了绳子。

看着毛毛和田小七不费力气地爬上去，小茯苓踏实多了，她愿意试一试。

小茯苓爬的有些费劲，但还算顺利。"原来没有做过的事情可以尝试一下，不一定那么难。"小茯苓想着，爬上了绳子。

"我真不行，我害怕，阿正哥。"林夏夏直往后退。

阿正笑了，说："你不用怕，我在后面接着你，我会法力，一定会接住你。"

林夏夏看了看阿正，又看了看绳子，无奈地开始爬，也不是预想的那样难。阿正跟着林夏夏，护送着她，一起爬上了绳子。

毛毛首先爬到了石碑上，他趴在那里，拉起了田小七，然后和田小七一起拉起小茯苓。

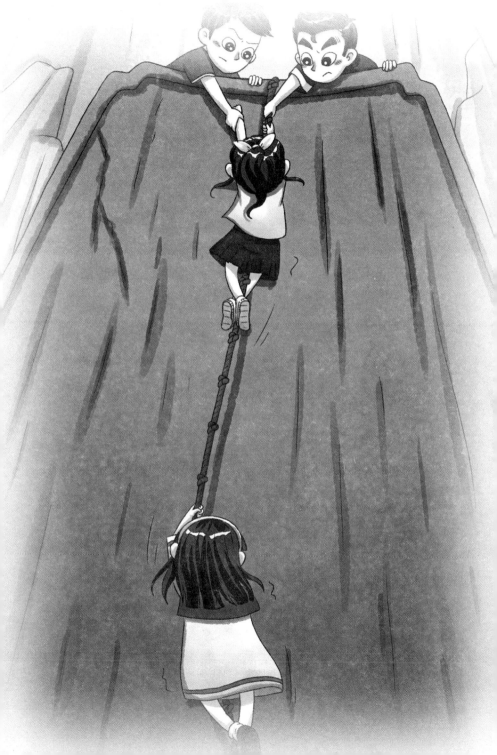

　　"来，夏夏，拉住我们的手。"小茯苓说。

　　突然，一道利刃飞来，将绳子截成两段，阿正一声惊叫，随着断裂的绳子掉了下去。

一个都不能少

林夏夏回头一看，见阿正掉了下去，吓得不敢动了。

"快爬，夏夏！"几个小伙伴着急地大喊。

"你行的，夏夏！快过来拉着我的手！"小茯苓伸出手，使劲地鼓励着林夏夏。

接着，几道利刃再次飞来，吓得林夏夏硬着头皮，接着往上爬。

石碑上面，大家合力拉动绳子，终于将林夏夏拽了上来。

再说掉落的阿正，在空中一个鹞子翻身，竟稳稳地落到地上，大家的心放回到原处。但一阵阴险的笑声，又将大家的心提了起来。

只见白衣少年再次出现，见阿正恢复了法力，他的嘴角不由得一阵抽搐，恶狠狠地说："小子，你挺行呀！"说罢，抽出一把闪着寒光的长剑。

"我已经恢复了法力，再也不怕你了！我们在这里做个了断吧！"阿正说完，抽出一把青铜宝剑迎战。

"阿正哥为什么不用云门法棍呢？"毛毛问，但小伙伴们都呆呆地看着阿正哥，没有人回答。

只见一白衣，一青衣，缠绕起来，打得不亦乐乎。小伙伴们也看得热闹。

几个回合下来，白衣少年就明显处于劣势。阿正晃出一个虚招，白衣少年中了招，跌倒在地，阿正将青铜宝剑架到白衣少年脖颈上。

"饶了我吧，大哥！我错了！"白衣少年跪倒在地上。"你走吧，我不会伤害你的！"阿正撤回宝剑。

白衣少年回头一望，小茯苓似乎看到他嘴角流露出了诡异的笑容。白衣少年身子一闪，就消失了。

"你为什么放走他，说不定他还会捣乱的！"毛毛看到这里，按捺不住，冲阿正喊出来。

"他是我弟弟！我不能赶尽杀绝！我不希望把他消灭掉，我真心希望感化他！"

"阿正哥，你认为你能感化他吗？"田小七问。

"我也不知道，只能努力这样做。"阿正说完，收回宝剑，冲绳索一指，绳索向下延长了很多，阿正顺着爬了上去。

"这边有路！"田小七指着前方，一条石阶映入眼帘。

"这次总算不是木头做的了，应该能承受住我的体重了！"毛毛双手抱拳，不知道在感谢谁。

阿正上了石阶，带着孩子们继续上行，登上八十一阶，出现了一道石门。

阿正丢出云门法棍，只见它在空中旋转起来，直冲石门过去，竟将石门打得粉碎，小伙伴们都看呆了。

"这个棍子威力这么大呀！"毛毛又开始崇拜阿正了，准确地说，是崇拜那根棍子。"不过你把人家大门打碎了，可能会惹恼里面的主人呀！"毛毛同时也暗自担心起来。

走进石门，是一个空荡的石屋，但是大家却感觉忐忑不安，因为依照以往的规律，空屋子往往不知道暗藏着什么凶险。

"这里没有门？也没有窗户？"田小七问。

"我们刚才进来的就是门！被阿正哥打出来的门，但确实没有窗户。"毛毛笑了。

"没有入口啊，怎么进去呢？"小茯苓开始研究这里的墙壁和地面，试图找出入口，但毫无所获。

"是不是预示我们的探险到此为止了？"毛毛开玩笑说。

"不会的，我们一定要出去，我还要找到我爸爸。"小茯苓坚定地说。

"别急，咱们仔细找找。"田小七耐心地观察这个空旷的屋子，轻轻敲打着地面。"你们看，这是什么？"

大家的目光汇聚到田小七指的地方，是一块石板，与其他的石板一样，并无稀奇之处。

"我敲了敲，这一块声音空空的，与周围其他的石板不同。这里应该有机关。"田小七说。

"什么机关？"小茯苓问。

"我也没有发现，但感觉有，我找一找。"田小七说完，低头找机关。但令他失望的是，这确实像是一块很普通的石板，并不像藏有机关。

"机关在哪里呢？"田小七的头上冒出了汗，他感觉应该有机关，但是却找不到。

"等等！"小茯苓突然受到了启发，她想起了什么，开始一块一块地敲石板。

"这一块是空的。"说完，小茯苓又开始了敲石板。

大家愣住了，看着小茯苓手舞足蹈，不知道她在做什么。

小茯苓将房间里的石板敲了一遍，站了起来，"我明白了，一共五块空石板，我们一共五个人，这意味着什么？"

"意味着我们每个人分一块空石板。"毛毛抢着回答。"但是分了石板，干什么呢？背回去？"

"干吗分空石板？这是什么意思？"林夏夏听懵了。

"我也不知道,只感觉这个数字太巧了,一定在提示什么？"小茯苓说完，站在一块空石板上，对其余四人说：“你们也站在空石板上！"

"什么也没发生？"毛毛站到了空石板上，失望地说。

"等等,阿正哥还没上去呢。"田小七说,他也站上了空石板。

"一个都不能少，我还没上去呢。"阿正说完，踏上了最后一块空石板。

阿正一踏上最后那块空石板，意外的事情就发生了。

诡异的沙娃娃

随着轰隆隆的声音，五块空石板突然消失了，石板下竟然出现了五个深深的隧道，大家顺着隧道就滑了下去。

小茯苓也不知道滑了多久，突然感觉到了底端。她用手摸了摸四周，心里一阵沮丧："不会吧，我们又到了一个沙堆里。"

这时候，传来毛毛的声音："阿正哥，我们这是到了哪里？"

"别急，我点个火。"阿正的声音从黑暗中传来，大家松了一口气。

静寂中听到阿正口中念念有词，突然出现了一团火焰，照亮了周围。

"你们看，好多人！"毛毛惊叫起来。

小茯苓借着亮光，看了看四周，地面上堆着一个个小沙堆，做成了人的形状，围成了一个圆圈，中间有一个大沙堆，也是人的形状。

"为什么做成人的形状？"小茯苓不解地问阿正。

"去看看。"阿正走到沙人跟前，只见这些大小沙人神情怪异，都闭着眼睛。

"这些沙人干吗用的，这么怪呢！"毛毛说完，忍不住用手去摸。

"别碰它！"阿正急忙拉住了毛毛。

"为什么？不就是个沙娃娃吗？"毛毛不解地问。

"我总觉得这些沙人表情怪怪的，不大正常。"阿正自言自语。

"没事，我现在就把这些沙人消灭掉，一了百了。"毛毛抬起脚，准备一脚踹过去。

阿正赶紧拦住了毛毛，"别冲动，这些沙人我们得好好研究研究。"

毛毛不情愿地收回来腿，却趁阿正不注意，伸出手拽掉了一个小沙人的胳膊。

谁也没有注意到，当小沙人的胳膊落地的时候，大小沙人的眼睛全部都睁开了，一起注视着毛毛和阿正。

林夏夏不经意瞥了一眼，发现那些大小沙人都睁开了眼睛，射出一束束寒光。林夏夏不由倒退了几步，惊恐地说："它们，它们都活了！"

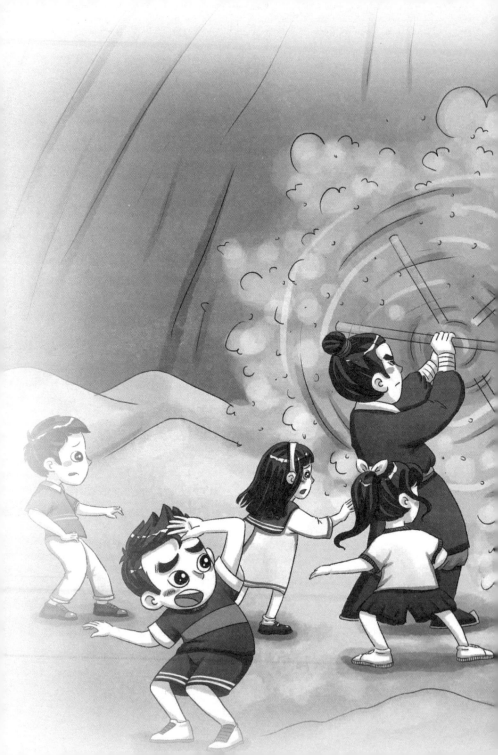

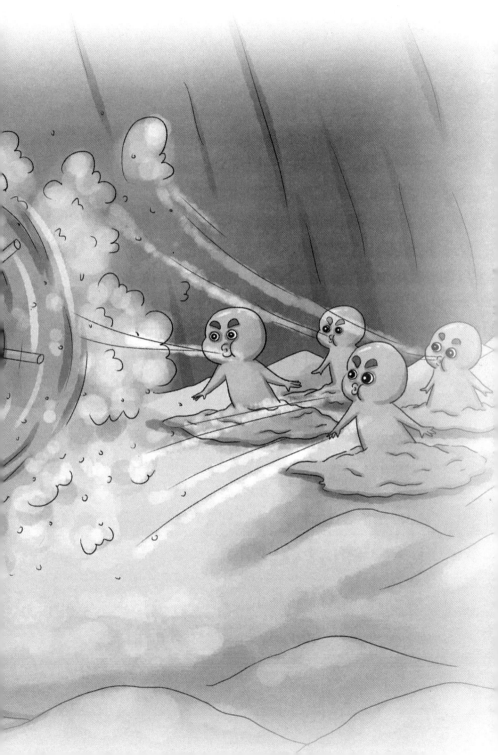

"谁活了？"阿正听见林夏夏的话，不解地回头看去，看到那些沙人，正瞪着他们。

"坏了，快跑！"阿正大喊一声。

正在这时，小沙人开始移动，变成一排，射过来一阵风沙。

"躲在我身后！"阿正大喊一声，将云门法棍飞速转动起来，变成一个圈，为孩子们挡住了射来的风沙。

小沙人见射不到他们，于是跳了起来，变成一颗颗沙弹，飞速袭来。

阿正挥起云门法棍，将飞来的沙弹打的粉身碎骨，一片黄沙顿时弥漫起来。

谁也没有发现，大沙人见到小沙人落败，眼中射出愤怒的火焰，飞身扑来。

阿正急忙用云门法棍打过去，大沙人虽然体型巨大，却是身形灵活，躲过云门法棍，反身过来，吐出一口气体。

阿正没有防备，被这口气体喷了个正着，顿觉浑身干燥瘙痒不已，大叫一声，云门法棍也落到地上。

大沙人狞笑着反扑过来，准备再次吐出一口气体。

小茯苓见状，急忙跑向前去，用身体挡住了阿正。

"小茯苓，快回来！"林夏夏急坏了。

毛毛却溜过去，捡起云门法棍，冲着大沙人后背就是一棍。

　　大沙人正准备吐出气体，冷不防被打了一棍，生气地回头一看，见到毛毛，立刻调转了方向，准备向毛毛发起进攻。

　　毛毛也不知道该怎么办，忽然想起手里有云门法棍，大叫一声："快变成一个罩子！挡住我！"毛毛话音刚落，云门法棍果真变成了一个巨大的罩子，将毛毛罩到下面。

　　大沙人见伤害不了毛毛，将怒气全部都撒在阿正和小茯苓身上。它调转过头，张开嘴巴，使出全身的力气，准备将他们一网打尽。

绝处逢生

　　说时迟、那时快，不知道从哪里出来一根绳子，牢牢的绑住了大沙人的嘴巴，大沙人非常愤怒，用手使劲去扒绳子，谁知道绳子越扒越紧。

　　小茯苓突然感觉身后有个身影，她回头望去，又惊又喜，原来是那个神秘的白胡子爷爷。

　　"爷爷，您怎么来了！"小茯苓高兴地喊出来。

　　"我再不来，你们就全军覆没了。"白胡子爷爷捋着胡子，笑着说。

　　"爷爷，阿正是怎么了？"小茯苓问。

　　"他没事，只是被那口燥气伤了身体。"白胡子爷爷说完，用手一扫阿正，阿正身上的干燥瘙痒立刻消失了。

　　"您是谁？"阿正站起来，佩服地望着白胡子爷爷。

"你不用管我是谁，带着孩子们继续探险，找到燥邪，打败它。"白胡子爷爷说完，飞到了半空中。

"爷爷，这里太危险了，您帮帮我们吧！"小茯苓央求道。

"孩子，自己的事情需要依靠自己去完成。我可以在关键的时候帮你，但不能替你完成。在这个过程中，你们会不断成长，才会承担起这份重任。"白胡子爷爷笑呵呵地说。

"爷爷，担负什么重任？"小茯苓问。

"将来就会明白了！你们记住，每个妖邪虽然看起来很厉害，但都有短处，一定要用脑子去解决。"白胡子爷爷说完，把一个包丢给小茯苓，如以往一样，消失地无影无踪。

小茯苓打开了包，惊喜地说："有这个！"

"我真的不认识这个爷爷！"阿正说。

"阿正哥，没有白胡子爷爷的帮助，我们能战胜燥邪吗？"小茯苓问。

"怎么不能！不过我刚才确实疏忽了！我用云门法棍将小沙人打成碎片，感觉它们应该很容易被击败。没想到大沙人会躲过去，并且从后面袭击我。"阿正说。

"不能轻敌呀！"田小七补充说。

"以后记住了。"阿正点了点头。

"走吧，我们去找燥邪。"小茯苓说。

"你们这些人的记性真差，快把这个大罩子拿走，放我出来。我喊了很多遍变回去！变回去！这个大罩子都没变回去！"这时候，突然传来毛毛焦急的喊声。

大家这才想起来毛毛还被困在大罩子里，顿时笑起来。阿正口中念念有词，向空中一抓，大罩子变成云门法棍，重新回到了阿正手中。

"你们不会把我忘了吧！"毛毛着急地问。

"那不会，因为我们不会忘记拿云门法棍。"林夏夏笑着调侃了一下毛毛。

毛毛瞪了她一眼，也不知道说什么好，只得作罢。

"这里应该是老巢了吧，刚才那些大小沙人应该是它的守卫者吧？"小茯苓心有余悸地问。

"或许是，应该离燥邪不远了，我们找一找入口。"阿正点点头。

"你们快看，这是什么？太可怕了！"田小七的胆量并不小，但此时他的声音听起来却有些惊慌失措。

挣狞的面孔

大家望过去，一张可怕的脸在一面墙上呈现出来。这张脸栩栩如生，脖子长长的，眼睛瞪得圆圆的，嘴巴张开着，圆圆的鼻头仿佛在喷着一股怒气。

"这像一个人的脸，可是，它真丑。"林夏夏皱起眉头。

"这里没有其他路了。"田小七看着那张脸说。

"入口的机关应该就在这张脸上！"阿正放下棍子，用手摸索着这张脸，希望找到开关。

"我也有这种感觉。"小茯苓说。

"机关一般在眼睛上。"毛毛见大家不信，又补充说："我以前看的探险电影里都是在眼睛上。"

阿正摸了摸眼睛，没有动静。

"我来！"毛毛走上前，使劲按了按眼睛，一点动静也没有。

"难道鼻子是开关？"阿正自言自语，说完，他又摸了摸鼻子，也毫无动静。

"我试一试。"小茯苓走上去，手向怪脸伸去，却在快要摸到鼻子的时候，她的脸色突然出现了一个怪异的神情，手转了方向，向下伸到咽喉部位，使劲按了一下。

令人惊异的事情发生了，咽喉部突然凹陷进去，怪脸中间出现了一道裂缝，墙变成了两扇门，打开了，两条岔路呈现在大家面前。

"这里有两条岔路，分别进入两个不同的洞，咱们该怎样走？"田小七问。

"往左走！"毛毛坚定地说。

"你怎么知道？"林夏夏怀疑地问。

"男左女右，男的往左走，女的往右走。"毛毛回答。

林夏夏听完，想踢毛毛，但毛毛躲开了。

阿正、田小七和小茯苓弯下身子，仔细地观察着两个洞口。

突然，小茯苓站起来，思索了一会，说："走左边。"

"为什么？"田小七蹲在那里，惊愕地望着小茯苓。

"我猜对了！"毛毛高兴极了。

"小茯苓，你怎么判断的？"阿正也是充满了疑惑。

"我本来想看看有没有文字的提示，结果没发现文字，倒发现了这个。你们看这两个洞口。"小茯苓说。

几个人凑过去，看了很久，也没有看到什么异常。

"刚才我们的思路错了，都去寻找有没有文字提示，其实可以换一种思路。咱们找的是燥邪，它的特点是干燥。于是我就开始按照它的特点观察，看到左边这个洞口干燥的程度比右边这个要严重得多。你们看，左边这个洞口干裂了，还不断掉着土，地面也是。"小茯苓顿了顿，"所以，如果有燥邪，它应该会影响周围的环境，所以我们应该往左边走。"

"小茯苓，你真棒，分析能力很强，我自愧不如！"田小七佩服地说。

"你也很棒！小七，我有好多知识都要向你请教呢！"小茯苓脸红了。

"小茯苓说的有道理。正像白胡子爷爷提醒咱们的话，每个塔邪都有自己的特点，我们要了解它的特点，就能找到它，战胜它！"阿正很赞同。

"好了，好了，你们别互相夸奖了。我也猜对了，怎么没有人夸夸我呢？"毛毛撇了撇嘴，可没人回答他。

顺着左边，大家走了进去，这是一个很深邃的洞，很黑很深。

阿正和往常一样，变出一束火焰，照着路，毛毛则一马当先，蹦蹦跳跳地在前面带着路。

"肯定快到燥邪的老巢了，我感觉越来越干燥了，身上也痒，口中也渴，刚才那种熟悉的感觉又回来了！"毛毛突然回头说。

大家都没说话，但那种熟悉的感觉的确又回来了，提示着离燥邪越来越近了。

"没路了！"毛毛突然站住了，站在一扇好像存在了很久的石门之前。

石门上有很多的裂缝，不断地掉下细小的石子。

"这是燥邪的老巢！"田小七说。

"为什么？"毛毛问。

"咱们离远一点看！"田小七说。

毛毛蹦到了远处，再看石门，在火焰映衬下，门上的裂缝居然组成了一个字"燥"！

"阿正哥，你挥起棍子，把这个石门打烂了吧。"毛毛提议。

"先看看情况，没必要这样野蛮吧？"林夏夏不同意。

小茯苓用手抚摸着石门的裂缝，突然将手下移到石门右下方，惊叫道："这里有个按钮！"

说完，小茯苓用手按了一下按钮，好像有一股神秘的力量吊起了石门，石门轰然打开。

"哇！你怎么知道的？"毛毛惊呆了，果然可以不使用武力。

"我突然感觉这些塔里出现的任何事物和邪都有特点，都有内在规律。"大家不知道小茯苓在自言自语，还是在讲给大

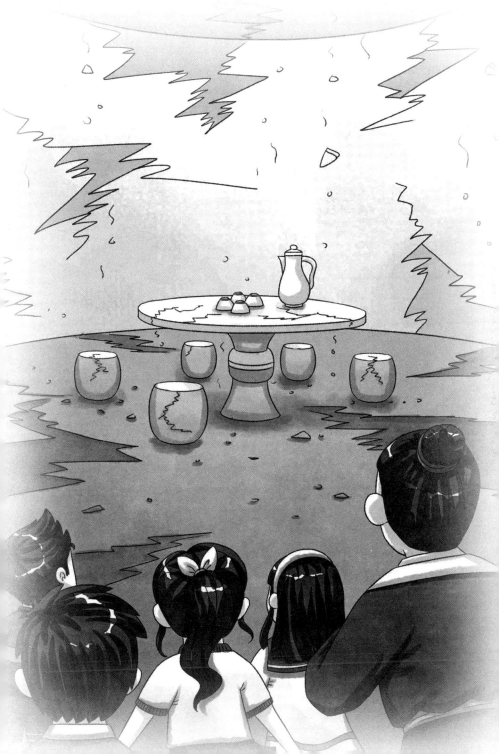

家听。

进入石门，是个石室，里面有桌有椅，就是没有燥邪。但是燥邪的痕迹处处都是，地面是干燥的，墙面是干燥的，就连桌子和椅子，都布满了裂缝。

"那个燥邪躲在哪里？"毛毛问。

"如果是你，你会躲到哪里？"阿正笑了。

"我会悄悄地先观察敌人，看看敌人有什么招数。"毛毛回答。

"说的对，这叫知己知彼、百战不殆，燥邪不知道躲在哪里，看着我们呢。怎么找它呢？"田小七思索着。

小茯苓却突然用壶里仅存的一点水往四面墙上撒去。

"姐姐，就剩下这一壶水，我快渴死了，你却把水都倒了！"毛毛无比伤心地看着空水壶。

小茯苓没有回答，她用手摸着四面墙，摸完后，忽然指着一面墙说："这里的水干得特别快，它肯定躲在这里了！"

"你怎么知道！"田小七问。

"因为燥邪能快速吸收任何地方的水分，刚才我们就已经领教到了！"小茯苓分析说。

"哈哈！一起过来送死！那我也不客气了，一锅端了！为我的几位兄弟报仇雪恨！"随着一阵狂笑，一张干裂的脸在墙面上显露出来。

燥邪现身

那面墙逐渐崩裂，碎石飞出，一阵灰雾弥漫在空中，在灰雾中传来沉重的脚步声，那张干裂的脸露了出来，接着一个庞大的身躯从灰雾中走出来，咆哮着，嘴里不断掉出石块和灰尘。

"这个怪物的脸和刚才入口的那张脸一模一样！"小茯苓惊叹道。

"这个家伙真不好看呀！"田小七往后退了几步。

"不是不好看，是真丑呀。"毛毛感叹道。

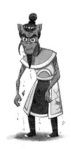

燥邪

燥邪侵袭人体肌表之后，人会出现口干舌燥，皮肤干燥和瘙痒。燥邪还容易伤肺，会引起剧烈的干咳。

破坏指数：★★★，可吐出燥气，伤人身体。

"这个家伙太可怕了，我感觉它要吸干咱们的水分。"林夏夏颤抖着说。

这个庞大的怪物抬起头，冲着小茯苓他们张开大嘴，一股烟雾随之袭来。

小茯苓只感觉身上立刻有了明显的干燥感。

"赶紧离开它吹气的方向。"阿正见状，着急地提醒大家。

小茯苓听见阿正的话，赶紧躲到了一块石头后面，其他的小伙伴也散开躲起来。

燥邪见状，一边吐出燥气，一边冲着他们气势汹汹地走来。

"快用你那个神棍！"毛毛提醒阿正。

被提醒的阿正赶紧用手往后一抓，却抓了空，"棍子呢？"阿正一惊，头上冒出了汗。

"我记得刚才见到怪脸的时候，你好像放下了棍子，好像再也没有拿起来，难道是？"田小七想起了什么，脊背一阵发凉。

被田小七一提醒，阿正也想起来自己的棍子好像真的丢在了怪脸入口处。

"阿正哥，你还有其他的武器吗？"田小七问。

"没有了，我的包裹也放在那里了。"阿正的汗不断地滴下来。

"阿正哥，你的脑子和我一样好用呀！"毛毛有些着急了。

"我们拖住燥邪，你回去拿棍子。"田小七想出一个办法，但是这个办法，看起来是那么不可靠。

"你们能拖住燥邪吗？"阿正半信半疑。

"我也不知道，但也没有其他办法。"田小七看了看小茯苓，但小茯苓却点点头，说："我觉得行。"

"就靠咱们几个小毛孩！"毛毛不相信。

但时间已经容不得大家思考了，燥邪的脚步声越来越近了，阿正下了狠心，往外跑去，他决心要以最快的速度拿回云门法棍。

"茯苓大姐，小七大哥，你们快使法术吧！"毛毛看着可怕的燥邪，着急地喊出来。

"我想想！"小茯苓立在那里，皱起眉头，看着燥邪沉重的身躯越来越近。

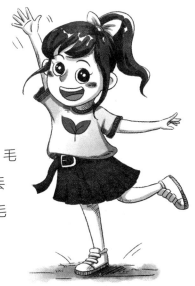

"想出来了吗？"毛毛跳起脚来。"它离咱们越来越近了！"

"再想想！"小茯苓掏出一个包，毛毛认出了这个包，这是白胡子爷爷丢给她的包。包里面有一些中药，毛毛一样也不认识。

"哎哟，我的茯苓姐姐！你倒是快点呀！"毛毛想躲起来，又感觉不太讲义气，不知所措地站在那里。

小茯苓不急也不躁，她在中药中找出一味中药，有点像地瓜干的样子。小茯苓将这些像地瓜干的中药放在手中，把其他的中药放回原处。然后冲毛毛一笑，"毛毛，帮我一个忙！"

"该不会又让我激怒这个大怪物吧？"毛毛问。

"猜对了一半，你擅长的！你把大怪物的嘴撬开，给它喂点药！"

"你以为这个大怪物是我养的？这么听我的话？"毛毛有些惊呆了。

"我觉得它应该听你的！"小茯苓挺自信。

"好吧！我试一试！万一我失败了，你可要救我呀！"毛毛害怕地说，但是还是接过了小茯苓手中的药。

这时候，燥邪已经近在咫尺了，它看着毛毛，张开大嘴，一口燥气喷出来。

毛毛心里害怕，但身形灵活，一个侧翻躲了过去。

燥邪有些恼怒，继续追着毛毛，瞅准机会，又是一口燥气。

毛毛已经有了点躲避的经验，他一个前滚翻，躲开燥气，到了怪物下巴下面，趁机将中药投入了燥邪的嘴里。

随着那药进了嘴里，一阵痛苦的表情立刻呈现在燥邪脸上，它用手使劲地往外抠着进入喉咙的药。那药进入燥邪的嘴中，却像融化在里面，燥邪痛苦地大叫，它身上的裂痕在慢慢消失，皮肤竟然开始变得光滑。

"这怪物吃了药，变好看了！"毛毛惊呆了。

"别感叹了！快离开那里！"小茯苓大声喊着。

毛毛一个激灵，赶紧一连串翻滚，离开了怪物，返回到小茯苓身边。

"为什么选我？"毛毛擦擦额头的汗，问小茯苓。

"我也不知道为什么。只是有一种感觉，你干就能成功。刚才碰到的那张怪脸，我也有种奇怪的感觉，机关就在喉咙上！"小茯苓的话总是那么难以捉摸。

"趁我不在，你们给它喂了什么？"一个熟悉的声音传来，是阿正哥！

"是天冬！它最不喜欢的中药！"小茯苓做了个鬼脸。

"好东西，专门治燥的！"阿正笑了，将云门法棍放在手心，却见那个云门法棍有灵性一般，嗖的一声，从阿正手中脱出，直冲燥邪打去。

燥邪吓了一跳，本想吐出燥气攻击他们，却因法力大失，于是只能躲闪起来，云门法棍穷追不舍，只把燥邪逼入了封藏它的密室中，不敢再出来。

阿正见状，迅速拉动闸门，将燥邪关起来，却听见燥邪一声叹息："我等功力不强，被你们抓住。我们大哥会为我们报仇雪恨！你们等着！"

"它大哥是谁？"毛毛问。

"最后一个塔邪，风邪！"阿正点燃塔灯，回答道，但话音未落，却感觉一阵阴风吹来，差点将塔灯吹灭，大家也顿觉身上出现一阵寒意。

众塔之王

"这就是最后一座塔，也是塔王——风塔吗？"小茯苓被眼前的景象惊呆了，一座巨大无比的塔映入眼帘，塔身上有许多门窗，传来"呼呼"的风声，好像每一个部位、每一个角落都透着风。

大家走上前，塔门却自动打开了，一阵风窜了出来。大家走入塔中，突然刮起一阵龙卷风，几个人被卷到空中。

"快使出法术呀！阿正哥。"田小七在空中喊着。

"我被绑住了，动弹不得！"阿正在空中回喊。

"你那个宝贝棍子呢？"毛毛也喊。

阿正一摸，让他害怕的事情发生了，云门法棍又不见了。

"阿正哥，你脑子不好用，又丢了！"毛毛有些气急败坏。

"我这次真不是丢的，是被风抢走的！"阿正大声喊。

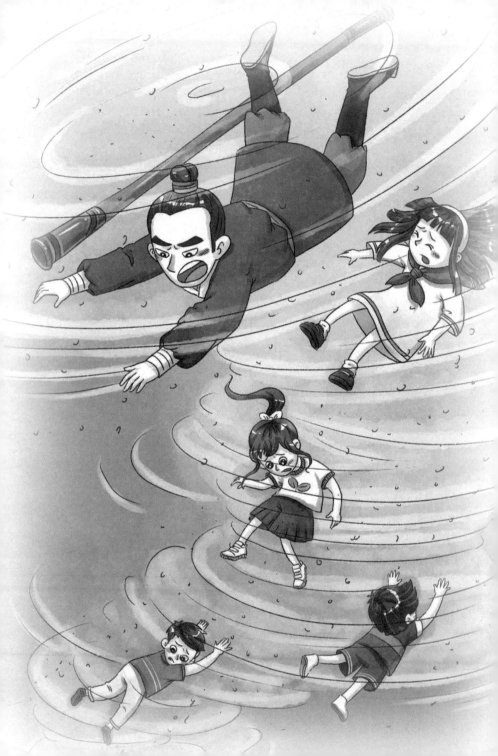

"风抢走的？"毛毛将信将疑。"那它是怎么抢走的？"

这时，在风的漩涡里出现了一张面孔，开口说话了："不用找了，你们那根破棍子，就在我这里。我就是六塔之王。你们真的很有能耐，把我的其他兄弟都关起来了。既然走到这里，就和你们较量一番吧！我也不给你们绕弯子，我不藏起来，就在这里。你们打败了我，就可以完成你们的愿望。但如果败在我手下，我就让你们全部消失。"

"疯老大，是疯子吗？"毛毛装作听不清，故作不解地问。

风邪听到这话，顿时生了气，用指头一弹，毛毛被风卷着向墙撞过去，吓得毛毛大声喊叫，快要撞到墙的时候，风邪指头一勾，毛毛又回来了，吓得他再也不敢多说一句话。

风邪

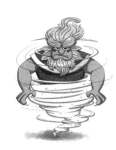

风邪善于变化，无所不知，无处不到；可带领其他邪气侵袭人体，也可独自侵袭人体，是最主要的邪气。风邪喜欢侵犯人体的上部和外部，包括肌表、肺、腰背等。风邪侵袭人体之后，可出现头痛、出汗、怕风等症状，皮肤会出现时隐时现的丘疹，还会出现病位不定的四肢关节疼痛，还会有眩晕、震颤、四肢抽搐、角弓反张、两目上视等表现。

破坏指数：★★★★★，为众邪之王，主要招数有沙尘暴、无影拳、星空阵等。另外，风邪深知团队成员若齐心合力，其利断金，若人心涣散，则如一盘散沙，因此常用蛊惑人心之术。

风邪顿了顿，继续说："你们谁要再敢惹我，我绝不会手下留情了，由我来决定你们的生死。"

"那你究竟想要做什么？"田小七颤抖着问。

"我想做个游戏。"风邪狞笑着说。

"什么游戏？"毛毛小心翼翼地问，生怕惹恼了风邪。

"第一个游戏是问答，我可以回答你们一个问题，但要问你们一个问题。谁如果撒谎，后果可是很可怕的！"风邪慢悠悠地说完，一束凶光从它眼睛中释放出来。

"我爸爸到底有没有事？他在哪里？"小茯苓急切地问。

"你爸爸不是掉下了深渊吗？"风邪说。

"是的，你知道他在哪里？快告诉我！"小茯苓看到了希望，她急切地问。

"他没有事，那其实不是深渊，而是一个时空黑洞。你的爸爸，他只是通过时空黑洞进入了另一个世界。"风邪回答。

"哪个世界？"小茯苓恨不得冲到风邪面前，问个明白，无奈被风困在半空中。

"这是另一个问题了，该我问你们了。"风邪露出一丝诡秘的笑容。

"什么问题。"阿正警惕地问。

"你们必须留下一个人，留在风塔，永远留在风塔里。"风邪抛出的问题将大家惊呆了，谁也不知道如何回答这个问题。

"可不能留下我，我真害怕这个地方。"林夏夏大眼睛里含着泪水，充满了恐惧。

"我也不能留在这里。大家别怪我，我也没办法呀，就我这饭量，非第一个饿死不可。"毛毛赶紧解释说。

"大家都别说了，咱们谁也不留下。"阿正坚定地对风邪说。

"好的，如果谁也不留下，第一个问题就等于没有回答，那就要接受我的惩罚了。"风邪狞笑着说。

"那我留下吧，都是我惹的祸。如果必须留下一个人，那，那我就留下。"小茯苓哭了，她转过头对阿正说："阿正哥，我下定决心了，我留下吧，你带着他们闯关吧。如果胜利了就回来救我。但如果，如果失败了，就想办法让他们出去吧。"

"好！你愿意为你的朋友们永远留在风塔里？你可想好了，一辈子都出不去了。"风邪说。

"我留下，我本来就是这个世界的人！"阿正说。

"那可不行，你是这个世界的人，所以游戏不包括你。你，没有资格说留下！"风邪瞪着阿正说。

"我说过了，我留下！"小茯苓说着，眼泪顺着面颊流下来。

"不行，我留下。"一个坚定的声音从田小七的嘴里传出来，他感觉把一个女孩子留在这里有些不厚道。

"还是我留下吧！这里就属我皮糙肉厚脂肪多，或许可以多支撑几天呢。"毛毛也感觉到不好意思了。

"你们不走，我也不走了。呜呜！"林夏夏哭了。

"都留下也不行，只能留下一个人！"风邪的眼睛中透出阴险的光芒。

"你想离间我们吧！"田小七突然想到了什么，他瞪着风邪说。

"哈哈！"风邪一阵狂笑，身子猛地一抖，随之大家被重重地摔倒在地上，墙上也裂开了一道缝，逐向一个看不到头的隧道。

"你们跟我来吧！咱们的游戏正式开始了。"风邪说罢，眼中闪过一丝诡异的光芒，随后进入了隧道。

塔王的游戏

"怎么办？咱们要跟着这个可怕的家伙？"林夏夏大眼睛中噙着泪水，无助地问。

"没办法，只能走下去！大家跟着我，小心点！"阿正走在前面，提醒着大家。

小伙伴们跟着阿正进入了隧道。突然，一阵火光照亮了隧道，前面竟然是一个索桥，桥下则是望不到底的深渊。

风邪独自飘过了这个索桥，到了对面，回头朝他们一阵诡笑。

"走吧？"毛毛看着索桥，用脚试了试，害怕地撤回了脚。

"我第一个走！"阿正敏捷地跳上了索桥。

"你们按顺序，跟着阿正哥走，我在最后压阵。"田小七说。

小茯苓踩了踩索桥，虽然窄，但还算结实，她跟着阿正也走上了索桥。

"我不行，真不行！真的！"林夏夏看着索桥，害怕地往后退。

"来吧，真的没事，有我们呢！"小茯苓伸出手。

"真的没事。"田小七也伸出自己的手。

在两位好朋友的搀扶下，林夏夏战战兢兢地走上了索桥。

阿正带着小伙伴们慢慢在索桥上移动着。

林夏夏看着脚下，亦步亦趋地走着，生怕走错一步掉入深渊。她不经意地抬头看了一眼小茯苓，无意中发现小茯苓的眼神中透漏出一丝令人不解的表情，心里感觉小茯苓拉她的手也好像故意松了一下，林夏夏心中产生了疑惑。

"她这是什么意思？感觉我是累赘？想离开我？"林夏夏心中一惊，暗自思索着，"她不想管我了？我怎么办？"正想着，分了神，突然感觉脚底一滑，惊叫着滑向无底的深渊。

小茯苓见状，急忙反手一把抓住林夏夏，田小七也一把抓住林夏夏，阿正见状，向林夏夏抛出一个绳索，一下就将林夏夏的身子绑住。阿正拽住另一头，大家使劲将被绳索绑住的林夏夏拉了上来。

"你怎么啦？吓死我们了！"小茯苓关心地问。

"没事，就是脚底滑了一下。"林夏夏感到羞愧，下意识躲

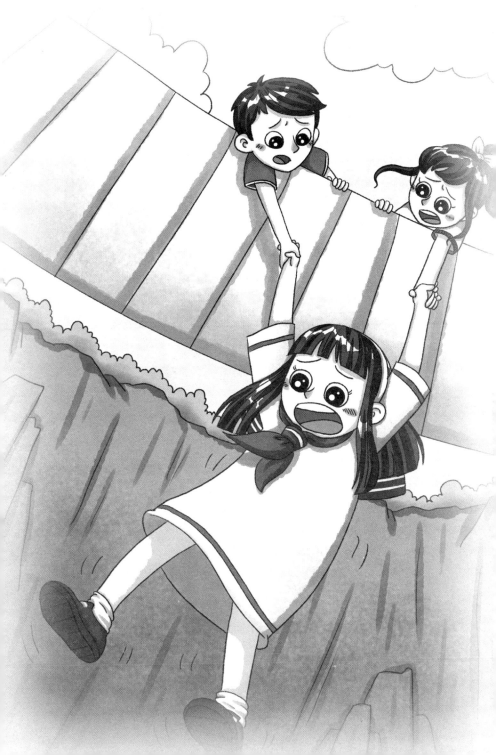

闪开小茯苓的目光。

"我们走在这个索桥上，需要大家共同努力才能通过，大家一定要互相信任、互相帮助。"阿正目光如炬地看着每一个人。

林夏夏红着脸，低下头。

接下来，大家紧紧地拉着手，互相帮助着，互相扶持着，走过了这个索桥。

阿正见大家通过了索桥，松了一口气。

风邪狞笑着说："你们知道这个桥叫什么吗？"

风邪见他们都不说话，接着说："你们应该都不知道答案，包括阿正。这叫魔桥，必须齐心合力才能走过去，如果团队中有一个人分了神，也就是不同心，就有可能滑入深渊，并且带着所有的人一起掉入深渊。"说完，风邪充满深意地看了一眼林夏夏。"既然你们通过了考验，欢迎你们来到我的风巢。"

这时候，大家才发现居然进入了一个巨大的空洞，一个与众不同的空洞，一个极为空旷的地方。这个洞至少有 50 米高，好像有 20 多层，每一层都布满了一个个的小洞，好像一个巨大的蜂巢。

最可怕的敌人

"在外面看，这不过是个几层的塔，里面怎么会冒出这么大的一个洞？"毛毛充满了疑问。

"得研究研究，让人匪夷所思。"田小七下意识地想开始研究。

"小心，这里太诡异了！大家一定要小心……"阿正的话还没说完，小茯苓已经走到了第一层洞里。

"回来，小茯苓！"阿正大声喊着，小茯苓却好像没有听到，一直往洞里走着。

小茯苓在黑洞里走着，突然撞到了一个身影，她借着洞外微弱的光线一看，颤抖着说："天呀！您！您怎么在这里？"

再说洞外面的人，看小茯苓进了一个洞，毛毛想追过去，被林夏夏一把拽住了，"干吗？"

"里面太危险了，不要进去。"林夏夏说。

"可咱们的好朋友在里面！"毛毛着急地说。

"那又怎么样！你怎么这么傻呢！大难临头各自逃，现在情况这么危险，只能管好自己！咱们赶快逃跑吧！"林夏夏拽着毛毛就要跑。

"你走吧！我不走！"毛毛被林夏夏的话激怒了，他忽然想起了什么，生气地说："对了，刚才在桥上，是不是你的意志产生了动摇，大家才差点掉下去的！"

"那又怎么样！你又不是看不到，风邪是最可怕的妖邪，它会消除一切，阿正的云门法棍都被收了！我们再不跑，就来不及了。你不走，我自己走！"林夏夏说完，准备掉头回去。

看着自私的林夏夏，毛毛更加生气了，他使劲一甩，抽回手，大声说："要走你自己走！我永远不会放弃自己的好朋友！"

话音刚落，眼前的"林夏夏"却突然化成了灰烬，脚底也传来吱呀吱呀的声音，毛毛低头一看，脚底的世界已经发生了翻天覆地的改变。自己竟然又回到了索桥之上，而"林夏夏"刚才站的地方，下面竟然出现了一个深渊。

毛毛暗自吸了一口凉气，如果刚才跟着"林夏夏"走了，可能就已经掉入了深渊。

"毛毛！"听到叫声，毛毛回头看去，却发现林夏夏仍然站在离自己十几米远的地方。

"毛毛，你怎么了？刚才你好像和什么人吵架！但你对面没有人呀！"田小七问。

"我，我刚才可能做了一个梦，睁着眼睛做的梦，和真的一样！"毛毛擦了一下额头冒出的汗珠。

阿正听着、思索着，突然大喊一声："大家都小心心魔！"

正在这时，小茯苓跑了起来，她大喊着："爸爸！爸爸！你们看到我爸爸了吗？他突然消失了！"

"你爸爸！突然消失了？"阿正略一思索，"小茯苓，你应该是产生了幻觉，那不是你爸爸！"

"怎么不是，他和我爸爸一模一样！"小茯苓哭了出来。

"那他跟你说了什么？"田小七问。

"我爸爸说让我跟他走，他要带我回家！他说让我丢下你们。我说我不能丢下你们，你们是我的好朋友，我们要一起走。我爸爸听完我的话，就消失了！消失了！"小茯苓满腔的思念化成了泪水。

"那是你的幻觉，不是真的爸爸！"阿正说。

"小茯苓，我感觉那是幻觉。你想想，如果真的是你爸爸，他怎么会狠心丢下我们！"田小七也认为阿正说的有道理。

"这里是一个可怕的地方，会让人产生幻觉，而产生幻觉的根源在于心魔。"阿正凝重地说。

"那为什么不是我们所有人都产生幻觉？"小茯苓问。

"小茯苓，你的心结是你的爸爸，自从你爸爸掉入了深渊，你就一直很愧疚，你认为是自己连累的他。而毛毛，刚才也对夏夏也产生了怀疑。所以小茯苓会看到爸爸，而毛毛会见到虚幻的林夏夏。也就是说，你们产生幻觉的根源，在于你们自己的心魔。"阿正的话让大家恍然大悟。

"怪不得我没有产生幻觉，是因为我没有心魔。"田小七明白了。

"所以最危险的敌人往往是我们自己，如果我们不团结了，就会像一盘散沙，可能会全军覆没。如果我们想出去，必须大家团结起来，杜绝猜疑，才会顺利地打败风邪，走出去。"阿正告诉大家。

但阿正的话刚说完，地面突然急速旋转起来。"大家闭上眼睛！"阿正大声提醒着。

大家闭上了眼睛，只听见耳边传来呼呼的风声，也不知道过了多久，风声消失了。

阿正睁开眼睛，不由得喊出"啊！"

小伙伴们睁开眼，惊异地发现周围突然变成了一片沙漠。

空中突然刮来一阵沙尘暴，阿正护住大家，躲避着沙尘暴。

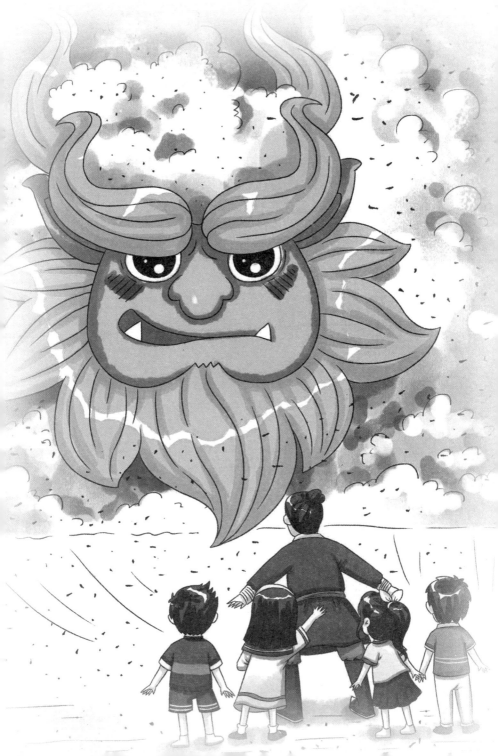

　　"大家千万别乱动，危险！这又是风邪搞的鬼！"阿正大声提醒着。

　　"阿正，你懂得挺多呢！"随着一阵狂笑，风邪在沙尘暴中露出诡异的笑容。沙漠突然又消失了，大家回到了一排排山洞前。只听嗖的一声，风邪变得巨大无比，咆哮着："这个游戏结束了！咱们开始正式的较量吧！"

意外的访客

大家看着变得巨大的风邪，心中充满了恐惧，紧紧地依偎着阿正。

风邪说完，从口中吐出一口沙尘暴。阿正见状，小声说："跟着我走，千万别乱走。"说完，带着孩子们躲到最近的一个洞里，迅速变出一个玻璃罩，与外界隔离开。

"风邪太可怕了，怪不得是大王！"毛毛心有余悸。

"阿正哥，咱们该怎么办？"田小七问。

"我也不知道，先躲一会。"阿正也没有想出好办法。

"阿正哥也不知道，这回惨了！"毛毛有些担心了。

"它虽然比较厉害，但是我们不要害怕。"阿正想稳定军心。

"阿正哥，你有办法？"毛毛急切地问。

"办法嘛，早晚会有的！"阿正有些尴尬。"我变出的这个玻璃罩，风邪听不到我们说话，也猜不到我们想什么，所以我们尽快商量。"

"阿正哥，你这个玻璃罩能维持多久？"毛毛问。

"这个嘛，大概能维持半个时辰。"阿正有点不好意思。

"半个时辰？！阿正哥，你的魔法真不行！"毛毛一想到半个时辰后发生的事情，吓坏了，他刚想继续说，感觉被人拉了一下。

"小茯苓，是你拉我吗？我只是问问阿正哥，没别的意思，你别拉我！还不让人问问题了吗？"毛毛不满地说。

"我？我没拉你，我也在想办法呢！"小茯苓被冤枉了，着急地辩解着。

"田小七，你拉的我，你最喜欢拦着我了！要不就是林夏夏，总之你们都认为我说话不对！"毛毛继续怀疑着。

"我没有！"田小七和林夏夏异口同声地回答。

"那是谁？"毛毛这次不怀疑了，而是害怕了，难道风邪把魔掌伸入了洞里？

阿正也是一阵害怕，但是还是壮着胆子变出团火焰，眼前居然出现了一只老鼠。哦，不对，和老鼠不太一样，分明是一个怪物。

"啊！老鼠！"林夏夏被吓得尖叫起来，在林夏夏心中，老鼠比风邪更加可怕。

"我不是老鼠!"这个小怪物竟然还会说话,更把大家吓了一跳。

"你应该不是老鼠。让我想想,长得像松鼠,头宽、眼大、耳廓发达,长约 25 厘米,尾巴很长,几乎与身体一样,还有飞膜,可以帮助你滑翔。对了,你应该叫鼯鼠!"田小七虽然很害怕,但仍旧坚持着,把脑袋里的知识倒了出来。

"对,我是鼯鼠!"小怪物这次承认了。

"我也知道你,你的大便可以做中药!叫什么来着?"小茯苓想起了什么。

"干吗说得那么难听!应该说是粪便!"小怪物好像不乐意了。

"不是一回事吗?"毛毛感觉小茯苓的话没毛病。

"它的粪便叫五灵脂!是一种活血化瘀的中药。"阿正说。

鼯鼠

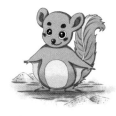

也称飞鼠或飞虎,是对鳞尾松鼠科下的一个族的物种的统称。其飞膜可以帮助其在树中间快速滑行,但由于其没有像鸟类一样可以产生升力的器官,因此鼯鼠只能在树、陆中间滑翔。其粪便为五灵脂,属于活血药,具有活血、止痛、止血的功效,可以治疗各种瘀血导致的疼痛和出血。

"五灵脂！这么好听的名字？就它？就它的粪便？"毛毛觉得太不可思议了。

"怎么啦？你有意见吗？"小怪物有些生气，张开飞膜。

"你居然真有翅膀？"毛毛嘴下也没留情。"对了，一只老鼠为什么会说话？你是不是成了精？"

小鼯鼠气坏了，它瞪着眼睛，要冲过来。

"小鼯鼠，你别生气，毛毛就喜欢开玩笑。"田小七赶紧拦下了这场窝里斗。

"小鼯鼠，你有办法让我们打败风邪吗？"阿正插空问。

"风邪？它是谁？"小鼯鼠茫然了。

"就是外面那个怪物！"毛毛说。

"哦，它叫风邪！我都叫它老疯子！"小鼯鼠不屑地说，"对付它还不容易！"

"你别吹牛了！"毛毛忍不住说。

"我没吹牛，我也没有你们那个破玻璃罩，这不也活得好好的！"小鼯鼠圆圆的眼睛，瞪得溜溜圆。

"那怎么对付它？"阿正问。

"据我多年认真的观察和全面的总结，它有三个招数，一定要躲过去！"小鼯鼠说。

"哪三个招数？"阿正问。

　　小鼯鼠想卖个关子，但是看到阿正急切的眼神，不忍心了，于是说："第一招，就是它口中的沙尘暴，对付这个招数的方式是躲开它的嘴，因为它口中的沙尘暴是直线的，不能拐弯，只要躲开它的嘴，就不会被沙尘暴伤到。第二招，无影拳，专门攻击我们的头部，中了拳之后就会头痛不已，所以一定要躲开，我有一个头盔可以抵御无影拳。第三招，星空阵，风邪会散出密密麻麻的沙粒，只要打中我们身体的任何部位，都会出现或瘙痒，或疼痛，或起红色丘疹的症状，我有一个金刚罩，可以挡住它的进攻。还有，我们一边要躲避它的各种进攻，一边要想办法收拾它！"

　　"头盔和金刚罩在哪里？"毛毛好奇地问。

小家伙的法宝

小鼯鼠摸索了半天，不知道从哪里摸出一个小头盔和一个小金刚罩，实在太小了，像指甲盖。

"我的天！这小东西，可以保护谁？也就是能保护你这只小老鼠！"毛毛惊讶地说。

"我再强调一遍，我不是小老鼠，我是鼯鼠！鼯鼠！鼯鼠！"小鼯鼠脸憋得通红，愤怒地跳起来，摇着胳膊，喊着。

"鼯鼠先生，别跟毛毛计较。"田小七看着可爱的小鼯鼠，忍住笑。

"我不是先生，我是女士！"小鼯鼠继续抗议。

"鼯鼠女士，你怎么会说话？"小茯苓好奇地问。

"我生下来就会说话！"

"那你自己待在这里吗？你的爸爸妈妈呢？"

"爸爸妈妈？我没有爸爸妈妈，也没有见过他们！"

看着小鼯鼠迷茫的样子，大家有些心疼。

"不过我有个爷爷，胡子很长，很白。不久前，我被爷爷送到这里，他让我在这里等一个人。"小鼯鼠接着说。

小茯苓心中一动，问："白胡子爷爷？等谁？"

"我也不知道，爷爷说她会来找我，只是让我等。"小鼯鼠看起来并不知道。

"那为什么让你等她？"小茯苓追问。

"爷爷说，她是和我们有缘的人，我等到她之后，要把她带到爷爷那里。"

"你等的人就是我们！"毛毛突然说。

"毛毛，你怎么知道？"田小七突然发现毛毛开了窍。

"还用说嘛！这里除了我们，哪里还有其他人！"毛毛觉得这是很简单的问题。

"不是等你们这一群人！是等一个人！"小鼯鼠认真地说。

"那就是我们其中的一个，你选一个就行。"毛毛觉得自己的推理完全正确。

"不是吧！"小鼯鼠觉得毛毛的话不对，但也不知道怎样反驳。

"鼯鼠女士，我们怎么收拾它？这个大怪物有弱点吗？"

小茯苓见他们聊不下去了，赶紧换了一个角度问。

"有！任何事物都有弱点！"小鼯鼠回答，"这个老疯子怕金器！把金器放入它的定穴中就可以。"

"哪里有金器？"田小七问。

"我也没有！谁随身带着这种东西！"小茯苓心想妈妈倒是戴了金项链，但又不能回家拿，这可怎么办？

"我有。"林夏夏一直在听，她犹豫着开口了，"这是妈妈去年送给我的生日礼物，一个小金狗，这个行吗？"说完，林夏夏的手伸到领子里，停了一会，毅然摘下了脖子上戴的金狗。

"这个可以！"小鼯鼠接过金狗，说："我要飞到它的头顶，将金狗掷入它的定穴，它就会被定住，我们可以趁机把它关起来！"

"我有个问题，你飞上去的时候，风邪不会听话地让你将金狗放进去，会不会一下把你击落？"学霸田小七提问了，他的问题不止一个："还有，咱们怎么对付风邪的那些攻击？"

"当然还是我把它引开，你趁机飞到它头上去。"阿正说。

"阿正哥，我们一起，我们是一个团队！"小茯苓站出来。

"这个可以！"小鼯鼠指着毛毛说："这个小子看样子跑得快，引着风邪，曲线跑，可以躲开它的沙尘暴。"

"小子？看样子？"毛毛不乐意了，但小鼯鼠没有理他，继续分任务。

"你看起来很厉害，可以独当一面，所以戴上头盔去抵御无影拳。"小鼯鼠看着阿正说。

"还行！也不算太厉害！"阿正谦虚道。

"还有你们两个，看起来很聪明的样子，穿上金刚罩可以躲开星空阵，并且分散风邪的注意。"小鼯鼠继续对小茯苓和田小七说。

"我有个问题，你这个金刚罩很小，我们怎么穿上？并且只有一件呀？"田小七忍不住问。

"对呀！这个头盔也太小了点。"阿正看着小鼯鼠手心里的两件"宝物"，也是疑窦顿生。

"急什么！"小鼯鼠走到洞的一边，张开飞膜，很投入的转动起来，好像在跳舞，很滑稽的样子。

大家忍住笑，正经地看着小鼯鼠。

令人惊奇的事情发生了，小鼯鼠手中的头盔和金刚罩变得越来越大，金刚罩变成了金银两件衣服，散发出光芒。

"真是宝贝呀！"毛毛惊叹道。

阿正戴上头盔，小茯苓和田小七穿上金刚罩，准备出发了。

"我呢？"毛毛见自己没有装备，着急了。

"你就是在老疯子面前一晃，不用装备。"小鼯鼠说。

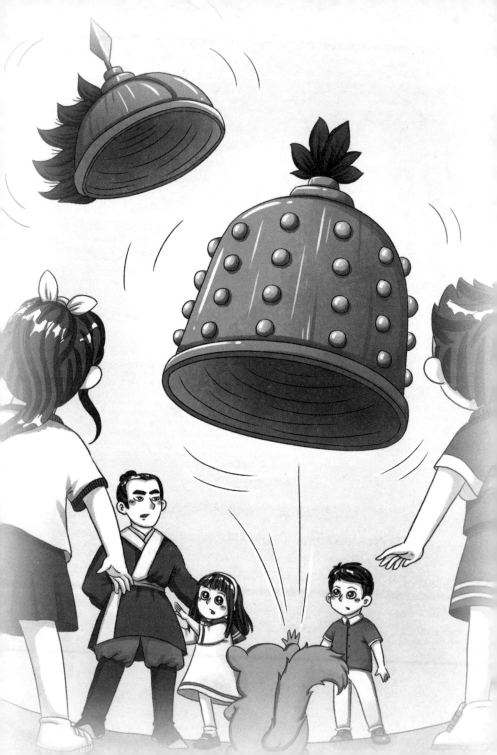

"你们穿上装备多神气，我这样光溜溜地出去，也太没气势了！"毛毛小声嘟囔着。

"还有我呢？"林夏夏听完了，也没有自己的任务。

"你拿出了最重要的武器，所以在大营里守阵，等着我们凯旋！"小茯苓说。

请君入瓮

毛毛第一个从玻璃罩里跳出来，对风邪喊道："大妖怪，过来抓我呀！"

看到毛毛，风邪嘴角流露出一丝不易觉察的微笑，它张开血盆大口，吐出一股沙尘暴，狞笑着向毛毛袭来。

毛毛见状，立刻曲线跑起来，风邪见口中的沙尘暴没有击中毛毛，不由恼羞成怒，立起身子咆哮着，准备射出一连串无影拳。

阿正见状，大喊一声，戴着头盔跑了出来。

阿正成功吸引了风邪的注意，风邪放弃了追毛毛，将注意力集中到阿正身上，举起双手，射出一个个无影拳，直击阿正的头部，但令它恼怒的是，那些无影拳击中阿正戴的头盔后，竟然失去了伤害力。

风邪更加恼怒，加快速度，想追上阿正。

小茯苓和田小七见时机已到，叫喊着，快速跑了出来。

风邪愣住了，继续用右手向阿正射出一个个无影拳。并腾出左手，使出星空阵，向小茯苓和田小七射出无数的沙粒。同样，无影拳和星空阵射到了头盔和金刚罩上，顿时失去了威力。

数次攻击的失败，风邪被完全激怒了，它仰着头，咆哮着，头顶的定穴也打开了。它突然想起什么，咆哮着，恶狠狠地准备将三股邪恶的力量冲着毛毛一个人射过去，阿正、小茯苓和田小七不由惊呆了。

突然，一个小身影出现了，它飞到风邪头上，快速而又准确地将金狗塞入了风邪的定穴中，风邪瞬间变成了一座沙雕，它惊异的表情凝固在脸上，身上掉下一根棍子，正是阿正的云门法棍。

"小鼯鼠！"大家快乐地喊起来。

"这件事不会完，只是开始！"变成沙雕的风邪突然说了一句没头没尾的话。

"你是什么意思？"小茯苓问，但是风邪不再说话了。

"应该请君入瓮了！"阿正笑着说。

"可是它的归宿在哪里？"小茯苓问。

"它好像知道！"阿正捡起云门法棍，往空中一掷，只见

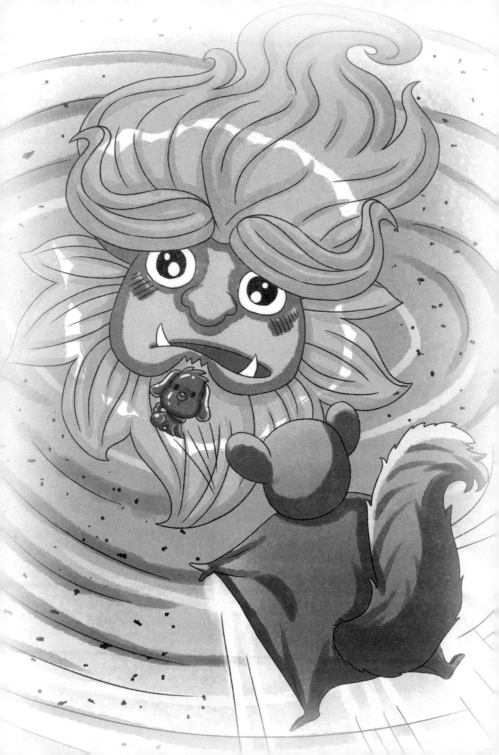

云门法棍在空中盘旋了一会，突然朝一个方向的墙壁打去。随着轰隆的碎裂声，墙壁上被云门法棍打出了一个洞，洞里出现了一个闸门。

阿正走上前去，往上推起闸门，一扇大门也缓缓打开。阿正抡起云门法棍，将风邪打入门内，扬起一片风沙。阿正随手关上了闸门。

闸门缓缓关闭，小茯苓想起了什么，她着急地跑到洞口，冲着逐渐关闭的闸门大喊："你快告诉我！我爸爸到底在哪里？"

"你战胜了自己后，就会找到你爸爸了。"风邪的回答令人不可捉摸。

"你这是什么意思？快告诉我！"风邪的话让小茯苓一头雾水。

风邪没有回答小茯苓的话，径自说着："我所做的一切，就是想看到你们互相背叛、自相残杀。其实最可怕的敌人来自你们的内心，最大的破坏力量也来自你们本身。一旦你们战胜了自己，没人能伤害你们！"

闸门逐渐关闭，风邪的声音越来越遥远，却异常清晰："但是，千万不要以为世间只有我们六邪才会危害你们，等阿正的身体好了，法力恢复正常之后，我们只是自然界六种正常的气

候。其实对你们危害最大的，是你们自己！等着瞧，一切终将
会发生。这只是开始！"

　　闸门最终完全关闭了，大家惊奇地发现一切都发生了改变，
沙尘暴消失了，山洞消失了，周围环境归于平静，这里逐渐变
成了一座普通而又美丽的塔。

离开未知世界

阿正点燃了最后一盏灯，刹那间光芒四射，六座塔顿时变得灯火通明，一种温暖、明媚的光代替了原来邪恶、诡异的光。

大家走出风塔，欣喜地发现一切竟然在悄悄地改变。

"阿正，你看！"小茯苓指着不远处，一株株小草从土里钻了出来，一朵朵鲜花竞相开放，一棵棵小树也在快速生长，不知道从哪里传来潺潺的水声，竟出现了一片生机勃勃的景象。

"终于关闭了这六座邪塔，这里也能恢复以前的样子了！"阿正终于露出了一丝笑容。

"太美了！阿正哥，没有邪塔作乱，这个世界太美了！"林夏夏感叹道。

"我还有问题，都说风邪厉害，但我怎么觉得打败它却并不难呢？"毛毛学田小七的样子，突然提出一个问题。

"因为我们是用团队的力量打败的风邪，团队的力量格外巨大。以往我们常依靠某个人，但是这次是依靠大家！所以感觉不难了！"田小七比较喜欢总结发言。

"还有我们这次增加了一个很棒的小成员。"小茯苓无限爱怜地捧起小鼯鼠，问："鼯鼠女士，你打算怎么办？"

"别叫我鼯鼠女士，听起来太……"小鼯鼠好像并不喜欢听到这个称呼。

"太生分了吧？"毛毛说，"我记得有个精灵鼠小弟，我们就叫你鼯鼠小妹如何？"

"这个行！"小鼯鼠点点头，"我其实也有名字的，是爷爷给起的。"

"你还有名字！叫什么？"毛毛好奇了。

"我叫灵儿，你们可以这样叫我。"小鼯鼠认真地回答。

"小茯苓,它会不会是你妹妹,怎么名字叫起来这么像呢？"毛毛很欣赏自己的想象力。

小茯苓也突然一愣，两个名字确实很像。

"你叫小茯苓？"小鼯鼠问。

"是的。"小茯苓点点头。

"那我等的应该是你！"小鼯鼠恍然大悟。

"啊！真的是我？为什么？"小茯苓有些不解。

"爷爷说，我等的人，名字中也有一个灵字。"小鼯鼠说。

"太好了，我真舍不得你呢，灵儿，你跟我们走吧！"小茯苓高兴坏了。

"等等，你是哪个灵？"田小七冷不丁插了句。

灵儿用小爪子在地上划出一个"灵"字。

"不对，小茯苓是这个苓字。"田小七说完，在地面也写出来。

"但是，我感觉小茯苓就是我要等的人！"小鼯鼠灵儿不信。"要不，我去问问爷爷，爷爷什么都知道。"

"我也要去问你爷爷，我爸爸究竟在哪里？他安全吗？"小茯苓说着，眼泪流了下来。

"我觉得你爸爸没事，他应该是通过黑洞进入了另一个世界。"阿正看着小茯苓，坚定地说："请相信我，你一定会找到爸爸的！"

"但我们怎么从这个世界出去呢？门在哪里？"小茯苓问阿正。

阿正还没来得及回答，竟见六座塔的中间出现了一道彩虹，彩虹的两边逐渐聚拢，竟然形成了一个拱门，光彩异常，里面一闪一闪。

"这是不是我们出去的门？"田小七问。

"我也不知道。"阿正也没有见过。

"但这是一个机会，我们一定要试一试。"小茯苓回答。

"走吧，这确实是一个机会。"一个声音传了过来，慧爷竟悄悄地站在他们身后。

"慧爷，您怎么出来了？"毛毛问。

"我又不是宅男！"慧爷笑着说。

"您还知道宅男？"小茯苓惊奇地问。

"慧爷无所不知！"田小七感叹道。

"我还知道你们的世界里有汽车、手机、手提电脑、ipad，还有人工智能！但是无论有什么，有一样东西都是最重要的，那就是书！我之所以无所不知，就是因为书中有全部的答案！"慧爷笑了。"再见，孩子们，愿你们永远具有探索精神。还有你，小茯苓，只要你不放弃，你一定会找到爸爸！"

"慧爷，我们很久不见您了！您跟我们一起走吧！"小茯苓很想念慧爷，也不想离开慧爷和阿正。

"我们只是领路人，你们走到路上之后，我们就不会再出现了！祝贺你们，你们依靠团结、智慧和勇敢，和阿正一起战胜了这六个塔邪，把它们重新关了起来。"慧爷笑呵呵地说。"快离开这个世界去找你的爸爸吧！"

小茯苓点点头，她渴望找到爸爸，渴望回到妈妈身边，她不想放弃任何一个机会，她决定要抓住这个机会。

"我就不送了！"阿正笑着说，声音竟有几分哽咽。说完他飞身上了屋檐，不想让大家看到他眼角流出的泪水。

小茯苓擦着眼角流出的泪水，心中充满了不舍，对伙伴们说："走吧，咱们走吧！"她不但想找到爸爸，想回到妈妈身边，还对那个白胡子爷爷充满了好奇，他到底是谁？为什么对自己那么熟悉？为什么帮自己？会不会在另一个世界里等着自己？

想到这里，小茯苓大踏步地走向彩虹门，小鼯鼠灵儿站在小茯苓肩膀上，小伙伴们也跟着小茯苓，一起踏入了彩虹门。

田小七一边往里走，一边回头看阿正，心中充满了不舍。忽然脚下被绊了一下，他低头一看，竟然发现有一个石碑露出一角。

他用手拂走上面的尘土，意外发现上面刻着一句话："一切终将发生！"他心中一颤，这句话为什么和风邪说的一模一样，这到底预示着什么？

"田小七，走吧，过一会彩虹门会消失的。"毛毛看到田小七愣神，不由分说，拉着田小七向彩虹门跑去。田小七回头望着石碑，也不知道是不是幻觉，却见石碑逐渐从土中崛起。

阿正孤独地蹲在屋檐上，望着他们的身影消失在彩虹门里。"走吧，阿正，天下没有不散的筵席，人生总有离别！"慧爷

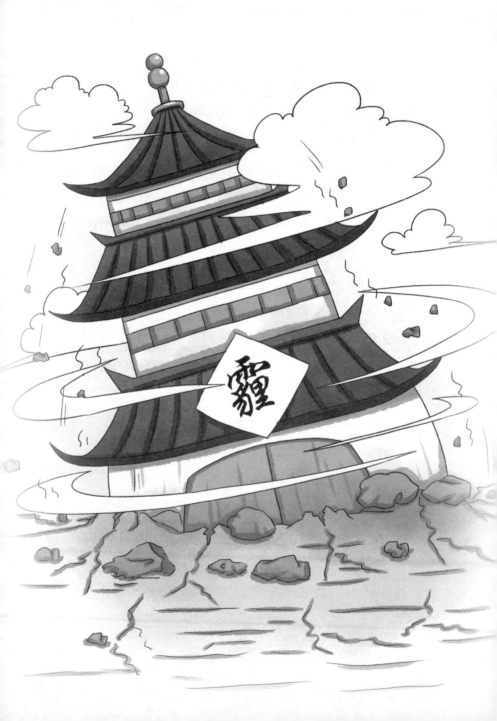

看到阿正伤感的样子，心中充满了不忍。

阿正拭去泪水，点点头，和慧爷一起，飞身离开。

但是，谁也没有注意到，光彩夺目的六座塔边，在空旷之处，悄悄地拱起一座塔，塔的周围笼罩着一层神秘诡异的雾气，隐隐约约刻着一个大大的"霾"字。

结尾

　　小伙伴们一走进彩虹门，彩虹门就关闭了，变成了一个彩色房间，四周墙壁都闪耀着七彩色。

　　小伙伴们惊异间，地面突然消失了，变成一个巨大的通道，大家喊叫着，滑落下去，不约而同地闭上了眼睛。

　　不知道下落了多久，被几双软软的手接住了。

　　小茯苓壮着胆子，睁开眼一看，不由得惊恐地喊道："你们是谁？"

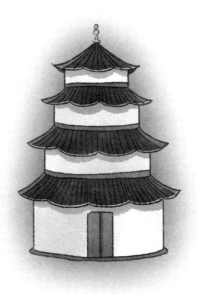

图书在版编目（CIP）数据

六座邪塔 / 朱姝著. — 北京：中国医药科技出版社, 2019.5

（中医药世界探险故事）

ISBN 978-7-5214-0806-5

Ⅰ. ①六…　Ⅱ. ①朱…　Ⅲ. ①中国医药学 – 少儿读物　Ⅳ. ①R2–49

中国版本图书馆CIP数据核字(2019)第030356号

美术编辑　陈君杞

版式设计　大隐设计

出版　中国健康传媒集团 ｜ 中国医药科技出版社

地址　北京市海淀区文慧园北路甲 22 号

邮编　100082

电话　发行：010–62227427　邮购：010–62236938

网址　www.cmstp.com

规格　880 × 1230mm $^1/_{32}$

印张　8 $^7/_8$

字数　137 千字

版次　2019 年 5 月第 1 版

印次　2019 年 5 月第 1 次印刷

印刷　三河市百盛印装有限公司

经销　全国各地新华书店

书号　ISBN 978-7-5214-0806-5

定价　39.00 元（上下册）

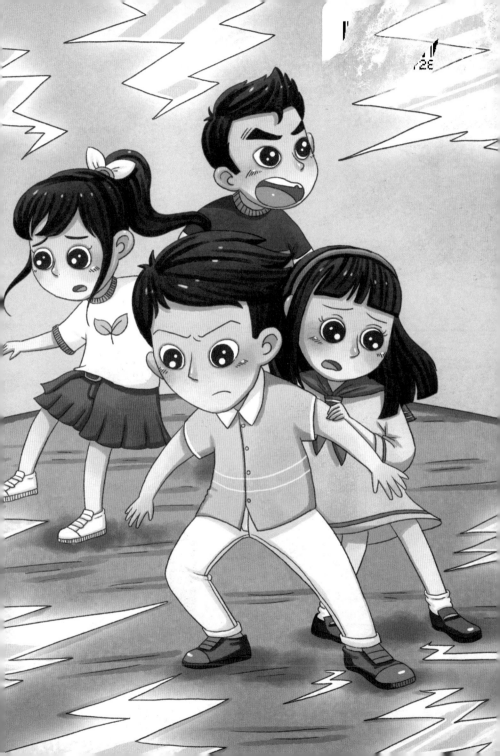

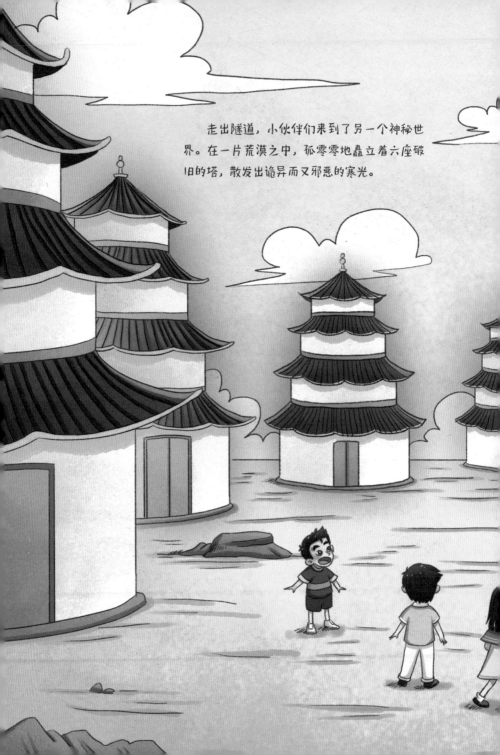

走出隧道，小伙伴们来到了另一个神秘世界。在一片荒漠之中，孤零零地矗立着六座破旧的塔，散发出诡异而又邪恶的寒光。

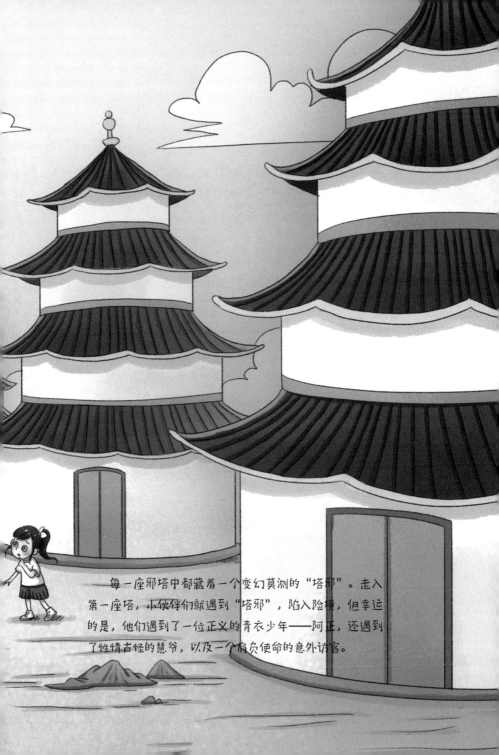

　　每一座邪塔中都藏着一个变幻莫测的"塔邪"。走入第一座塔，小伙伴们就遇到"塔邪"，陷入险境，但幸运的是，他们遇到了一位正义的青衣少年——阿正，还遇到了性情古怪的慧爷，以及一个肩负使命的意外访客。

在探险闯关的路上，小茯苓他们能否打败"塔邪"？能否将其重新关入塔中？能否一一化解邪恶白衣少年的破坏行动？能否走出这个未知的神秘世界？

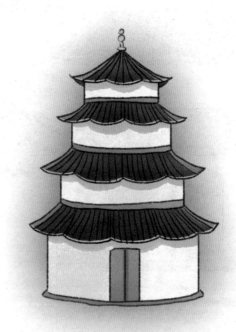

小茯苓

爸爸是位中医大夫，给她起了个名字——小茯苓，希望她能像松树旁的茯苓一样充满灵气。小茯苓从小就与别人不一样，她的小脑袋里充满了各种稀奇古怪的想法，总是做着与众不同的事情。在小伙伴心目中，她是个标准的女汉子，路见不平，拔刀相助，但有点小粗心，也有些小急躁。

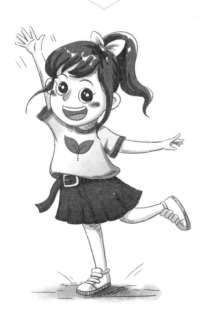

中医药世界探险故事

六座邪塔

（上编）

人物介绍

- 小茯苓
- 林夏夏
- 田小七
- 毛毛
- 阿正
- 白衣少年
- 慧爷
- 灵儿
- 寒邪
- 暑邪
- 火邪
- 湿邪
- 燥邪
- 风邪

林夏夏

　　毛毛口中的"大小姐"，大家心中的乖乖女，胆子小，身体弱，刚开始探险时，总会出一些让人担忧的状况。这样一个文静胆小的女孩子，能跟随小伙伴们完成探险任务吗？

田小七

　　小茯苓心中的偶像，高高的帅小伙，爱帮助别人，幽默风趣，知识渊博。虽然看起来很自信，但害怕失败，不敢挑战新事物，只愿意做那些有把握的事情，小茯苓能改变他吗？

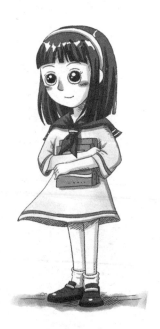

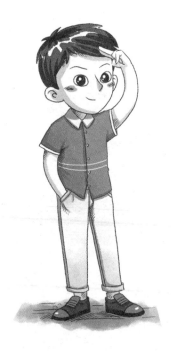

毛毛

小伙伴心目中标准的调皮孩子，自认为是个学渣，但好奇心强。在探险的过程中，他状况百出，却也领悟到知识的神奇魅力，面对强悍自己多倍的敌人，他能否化险为夷呢？

阿正

管辖着六座邪塔，代表人体的正气。但被弟弟骗喝药酒之后，法力顿失，六个"塔邪"趁机作乱。他的法力能重新恢复吗？他能带着小伙伴们打败"塔邪"吗？他能重新恢复未知世界的原貌吗？

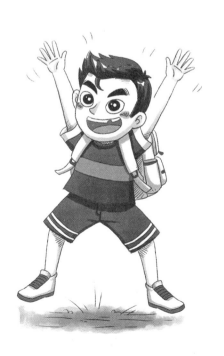

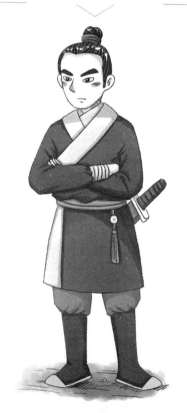

白衣少年

阿正的弟弟，代表各种不良习惯、不断伤害身体，破坏正气。身形、眉眼与阿正相像。但非常自私，因为心生妒忌，骗阿正喝下药酒，失去法力，并释放出六个"塔邪"，危害一方。阿正和小伙伴们在六塔探险的过程中，他也不断进行破坏，最终他得逞了吗？

慧爷

一个颇有个性的老大爷。一双圆眼透射出智慧的光芒，头发倔强地竖立着。他生活在一个绿色的世界里，喜欢坐在书房里看书品茶，说话不多，但每句话都暗含深意，值得小伙伴们去琢磨。象征着人类的智慧。智慧，源于书中，来自亲身的实践。

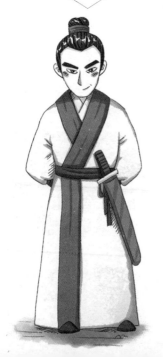

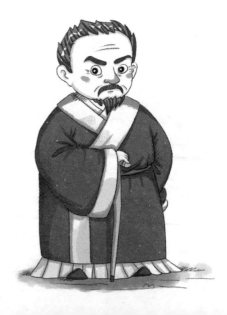

灵儿

一只充满灵气的小鼯鼠，大大的眼睛，小小的身躯，被白胡子爷爷养大，送到了这个世界，它的身上到底背负了什么样的使命？

寒邪

擅用寒气伤人，它喷出的冰霜，可将人瞬间冷冻。

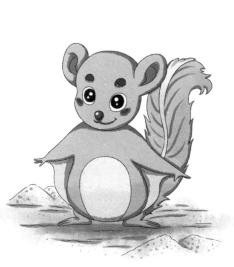

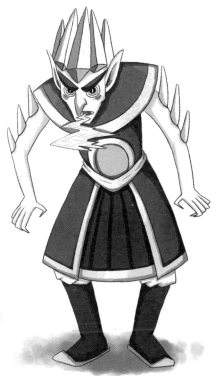

暑邪

　　擅长用暑气耗伤人的力气和津液。被暑邪所伤，就会感觉身上没有力气，极度口渴，如夏天中暑的感觉。

火邪

　　会使用热和火伤人，但最可怕的却不是这些。

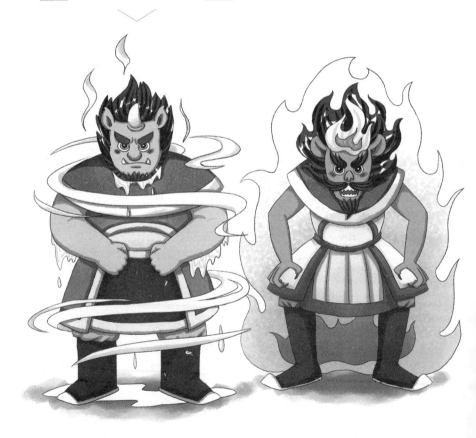

湿邪

擅长用水湿将人困住，顿觉周身困重，甚至有腹泻的表现；还可喷出巨浪，将人消灭于水中。

燥邪

可用燥伤人身体，感受燥邪之后，人会顿觉口干舌燥，皮肤干燥和瘙痒，还会引起剧烈的干咳。

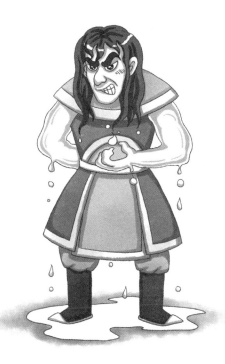

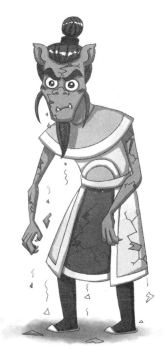

风邪

　　塔王，六个塔邪中的大哥，它善于变化，无所不知，无处不到。擅长用风侵袭人体，可以喷出沙尘暴，中了它的法术，会出现头痛、瘙痒，甚至身上会起丘疹等，但这都不是它最厉害的法术。

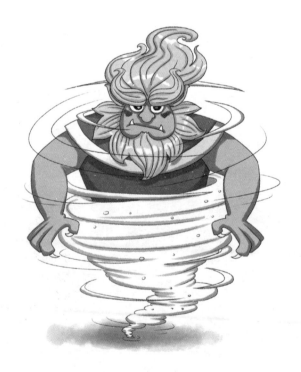

目录

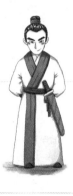

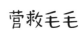
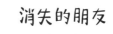

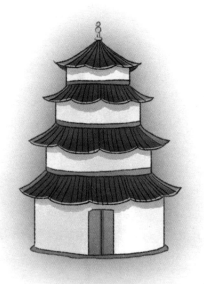

神秘的未知世界

　　这是一个一望无垠（yín）、寸草不生的荒漠，杳无人烟，只有一阵阵风吹来，扬起风沙，呈现出一片荒凉的景象。

　　荒漠上依次排列着六座巨大的塔，格外引人注目。塔里射出一束束诡异而又邪恶的寒光，令人不寒而栗。

　　四个小伙伴被眼前的景象惊呆了，望着这六座塔，不知所措，只是站在那里。田小七绞尽脑汁地分析这究竟是什么地方。

　　突然，一阵更为猛烈的风沙袭来。刹那间，小伙伴们被吹得东倒西歪，淹没在沙堆里。

　　不知道过了多久，小茯苓和田小七首先从沙堆里爬了出来。

　　"这是哪里？我爸爸呢？他是不是遇难了？"小茯苓又想起爸爸可能遇险了，心里抑制不住地难过，眼泪顺着面颊流了下来。

"小茯苓，你别难过，邱叔叔不一定是遇难了。只要咱们活着，就一定有希望找到你爸爸！"田小七心里也暗暗担心，他不知道说什么好，只有去鼓励小茯苓。

"快看，那是毛毛和夏夏吗？"田小七看到沙堆里有什么在动。

"是他们！"小茯苓看到毛毛和林夏夏的脑袋露了出来。

田小七跑过去，把毛毛和林夏夏从沙堆里拉了起来，"走，我们去找小茯苓的爸爸，说不定他也在找我们。小茯苓很担心她爸爸。"

"小茯苓，我们几个都遇到过危险，都失踪过，这不都好好地回来了。你爸爸一定，一定会逢凶化吉的。"毛毛使劲拍着头上的沙子，好不容易拍出一个成语。

"我的第六感告诉我，你爸爸不会有事的，我们一起去把他找回来。"林夏夏握着小茯苓的手，她感觉这样能给小茯苓一些力量。

小茯苓噙着泪水，点了点头。

走近那六座塔，已经看不出建塔的年份了。历经多年的风雨侵蚀，塔身破旧不堪，曾经的辉煌荡然无存，但依稀能够看出当年建设时的宏伟和壮观。

小伙伴们走近第一座塔，上面赫然刻着一个大大的黑字——"寒"。这个寒字写得很凶，仿佛要跳跃出来，透射出一股寒冷的杀气，大家看了不约而同地出了一身冷汗。

"我怎么突然觉得很冷呢？"林夏夏身不由己地打了一个寒战，她抱紧了双臂。

"我也觉得有点冷。"小茯苓也不由自主地缩起了身体。

"这个塔的名字真古怪！为什么叫'寒'呢？是不是因为里面很寒冷？我们进去看看？"田小七的好奇又被激发了，他感觉里面应该会有很多秘密。

"里面会不会很危险？会不会更加寒冷？"林夏夏依然有些担心。

"不进去看看，怎么知道是否有危险呢？"毛毛满脑子都是探险的念头，着急地就要往塔里冲。

小茯苓没有回答，她仍在默默地流泪，在为爸爸担心。

六座邪塔

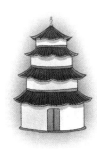

六种邪气的居所。寒、暑、火、湿、燥、风，在正常情况下，称为"六气"，是自然界六种不同的气候变化，对人体无害。但是，当气候骤然发生变化，尤其是人体正气不足、抵抗力下降的时候，六气就可以伤害人体，导致疾病的发生，这时候，就称为"六淫"，又称为"六邪"。

"小茯苓，这个神奇的世界变幻莫测，谁都不知道下一步会出现什么。塔的外面虽然一片荒芜，但塔的里面说不定有你爸爸的线索呢？"田小七转头看向小茯苓。

一提到可能会有爸爸的线索，小茯苓立刻被激发出进塔的兴趣，用力点了点头。

塔的入口处有一扇大门，上面的油漆基本都剥落了，外面并没有上锁。田小七用手轻轻地推了一下塔门，不由得立刻缩了回来，叫了一声："好凉的门。"

随着嘎吱嘎吱的声音，门居然慢慢地打开了，好像有人从里面拉开一样。但是放眼向门里望去，塔里黑漆漆的，却不像有人的样子。

田小七提心吊胆、小心翼翼地走入塔中。他一边走，一边喊着："有人吗？"但是无人回答，传来的仅仅是塔里空旷的回声。

"你别喊了！会招来坏人的！"林夏夏担心极了，同时皱了皱眉头，"太冷了！"

林夏夏的身体开始颤抖，她想凑近小茯苓，揽住小茯苓，获得一点温暖，但突然感觉到双脚动不了了！

她低头一看，不由得尖叫起来："啊！这是什么？快救我！快救我！"

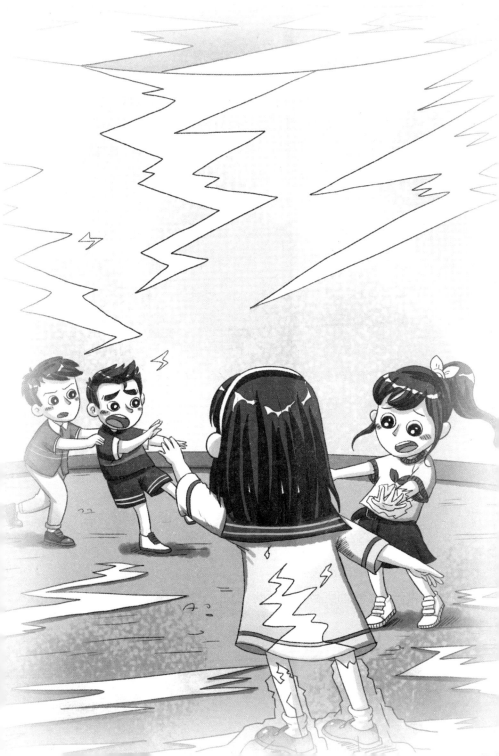

伙伴们循声望去，却见到林夏夏的双脚竟生出一层冰霜，并且这层冰霜如同活物一般，逐渐蔓延到林夏夏的小腿、膝盖、大腿、腰身……几乎是一瞬间的功夫，林夏夏完全被冰霜封冻在里面了。

"夏夏！夏夏！"看到小伙伴瞬间变成了一个冰霜人，小茯苓吓坏了，一边哭喊着，一边下意识地用手去拽林夏夏，但双手刚碰到林夏夏，竟然也染上了一层冰霜，这层冰霜开始狞笑着侵蚀小茯苓的身体。

毛毛伸手就要去拽小茯苓，却被田小七用手紧紧拉住。

田小七感觉这冰霜很诡异，担心毛毛接触后，会和林夏夏、小茯苓一样，也被冰霜侵袭。

"怎么办？"毛毛着急地问田小七。

田小七心里也很着急，想救小茯苓和林夏夏，却不敢触碰，一时间不知道如何是好，只能束手无策地呆立在那里。

突然，塔里寒光四射，到处射来刺眼的白光，照得小伙伴们闭上了眼睛。

与此同时，四股巨大的冰霜分别从四个方向，顺着墙壁，以迅雷不及掩耳之势，狞笑着，向他们侵袭过来。

青衣少年的身世

"这是什么东西？！救命！救命！"毛毛第一个睁开眼睛，竟看到了这骇人的场面，他不由得大声喊叫出来。虽然他知道在这空旷的塔里呼喊并无用处，但这也是他唯一能做的。

田小七和小茯苓则一直紧紧闭着眼睛，听到毛毛的声音，他们感觉在劫难逃了。但闭了一会眼睛，却并没有被侵袭，这时耳边传来毛毛惊奇地叫声："你是谁？"

他们忐忑不安地睁开眼睛，发现身边被围上了一个火圈，火熊熊燃烧着，将冰霜隔离开来，就连小茯苓身上的冰霜也不见了，只是夏夏依旧被冰霜封住。

"你们是什么人？进来干什么？这种地方也敢来！"一个声音在他们身后响起来。一个身着青衣、面目俊秀的少年站在那里，目光如炬、炯炯有神地看着他们。

"我们也不知道是怎么进来的。""我来找我爸爸！""我的朋友被冻住了！你快救救她！"七嘴八舌的回答让青衣少年有些晕。

"不要一起说话，一个一个地说。"青衣少年说。

"我……"小茯苓的话还没说出来。

只听田小七一声大叫："小心！"

一个巨大的冰凌向青衣少年横刺过来，田小七把青衣少年扑倒在地，躲过一劫。

却见冰凌像有人操纵，见袭击失败，紧接着一个回旋，射出冰绳，卷起被冰霜封住的林夏夏，一起消失在无底的黑暗中。

"快走！"青衣少年着急地喊道。

"不行，还有夏夏呢！我们不能丢下她！"小茯苓不想再失去一位好朋友了。

"来不及了，快走！我们以后再来救她！再不走，这个塔里就会再增加四座冰雕！"青衣少年语气很急，动作飞快，推着几个小伙伴，跌跌撞撞地跑出了寒塔。

他们来到一个空旷的地方，青衣少年不知道从哪里抽出一个巨大的斗篷，围在大家身上。

少年口中念了一会，斗篷立即鼓起来，只听见耳边呼呼的风声，感觉飞了起来。响了一会，耳边的风声消失了，好像落到了什么地方。

青衣少年说："出来吧！"小伙伴们钻出斗篷，却发现已经飞离塔外，飞到了荒漠的一个石屋门外。

小伙伴们不敢进石屋，也不敢走，不知道该怎么办。

"进来吧，我不是坏人！坏人不会救你们的！"青衣少年笑着对几个小伙伴说。

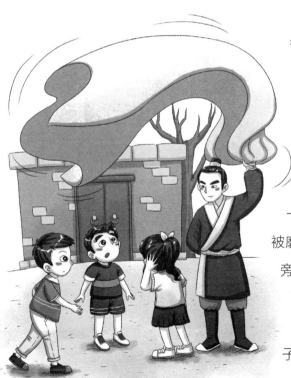

小茯苓感觉到了青衣少年流露出的坦诚，她拉着田小七和毛毛走入了石屋里。

石屋里并没有多少东西，有一张石头圆桌，已经被磨得非常光滑，石桌旁边有几个石头墩子，还有一张石床。

青衣少年弯下身子，从桌上拿起几根

根茎一样的东西，递给几个小伙伴，"渴了吧？饿了吧？吃吧。"

大家将信将疑地吃了，有些甘甜，吃了果然不渴了。

"大哥哥，这是什么？这么解渴？"田小七充满了好奇。

"芦根，其实就是芦苇的茎，可以清热生津，吃了就不渴了。"青衣少年回答。

"大哥，我现在不渴了。但我太饿了，咱们可以吃晚饭了吗？"毛毛一口气把手里的芦根全部吃完了，充满期盼地看着青衣少年。

"你刚才吃的就是今天的晚饭，我这里只有这个。"青衣少年回答完，径自走到石墩边坐下。

"啊！这算什么晚饭？我根本没吃饱呀！"毛毛快哭了，他特别后悔刚才吃得那么快。

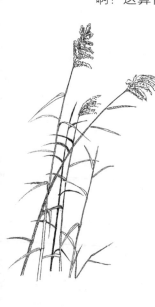

小茯苓见状，把自己剩下的芦根递给毛毛，然后走到青衣少年身边，问："大哥哥，这是哪里？你又是谁？"

"这里是塔界，我是管塔的人，叫阿正。"青衣少年回答。

芦根

属于清热药，具有清热泻火、生津、利尿、止呕的功效，可以治疗热病烦渴、胃热呕吐、肺热咳嗽、肺痈吐脓和热淋涩痛。

"这么奇怪的名字，那你姓什么？"田小七没听说过这样的名字。

"阿正。"青衣少年回答。

"那你叫什么？"田小七疑惑了。

"阿正。"青衣少年一脸严肃地继续回答。

聊不下去了，田小七只好换了个话题，"阿正哥，你说你管着这些塔。可刚才我们进入的那座塔，怎么这么可怕！里面到底有什么？"

"就是，你既然管着塔，怎么不好好管着？塔里这么乱，还把夏夏关起来了！快点告诉他们把夏夏放了！否则我就不客气啦！"毛毛一边咀嚼着芦根，一边瞪着眼睛说。

听到这里，阿正却没有回答，只是低下头，叹了口气，说："我也不想这样！"

"这里就你一个人吗？"小茯苓问。

阿正抬起头："不是我一个人……"

阿正的话音未落，只听窗外传来一声狞笑："阿正，我警告你，马上从我眼前消失！要不我就不再顾及兄弟情分，一定会斩草除根！"

邪塔的传说

阿正听完，蹙（cù）起了眉头。他忽地站起来，猛地推开门，却见门口空无一人，那人早已跑得无影无踪。

"他是谁？说话这么横！和你啥关系？"毛毛窜到阿正身边，饶有兴趣地问。

"他是我的弟弟，唉！"阿正又叹了口气。

"既然是兄弟，他怎么这样对你说话？"小茯苓不明白了。

"说来话长。"阿正说。

"那就简短地说。"毛毛急于知道结果。

阿正无奈地看着毛毛，说："我们世代都是守塔人。我有一个弟弟，一直到处游荡、不务正业。爸爸老了之后，就将管塔的任务交给了我，从此云游四方去了。但我弟弟却由此心生嫉恨，发誓要将管塔的权利抢过去。但他的心思根本不在管塔上，依靠他的法力也根本管不住塔邪，但他却不甘心。尤其是爸爸去世后，弟弟变得更加猖狂。"这番话勾起了阿正的伤心往事，他擦了一下眼角流出的眼泪。

"有一次，弟弟假意和我言和，约我喝酒谈心，其实在酒中下了药，让我法力顿失，并趁机打开塔闸，将六座塔中的邪气都放了出来……"

"六个塔邪？难道关住夏夏的只是其中的一个塔邪？每个塔里都有一个妖邪？还有其他五个塔邪？"小茯苓追问道。

"是的，一共六座塔，每座塔里有一个妖邪。"阿正回答。

"刚才那座塔里的妖邪是不是最厉害的一个？吓死我了！"毛毛听了，心有余悸地说。

"不是，最后一座塔中的妖邪才是最厉害的，叫风邪，它无所不知，无处不到。"阿正的话让大家心中一惊。"你们进入的那座塔叫寒塔，是第一座塔，里面作乱的叫寒邪，它能释放冰霜，瞬间将人封冻住，动弹不了；第二座叫暑塔……"

"什么？是煮熟的熟吗？里面是储存熟食的地方吗？"青衣少年的话还没有说完，毛毛就抢着问了。

"就知道吃！别插嘴！"小茯苓踢了毛毛一脚。

"你都不知道我有多长时间没碰红烧肉了！我都快忘记红烧肉的味道了！"毛毛摸着肚子，不无遗憾地说。

"不是煮熟的熟，而是暑季的暑。进入暑塔之后，就像进入了暑天，你会感到头晕晕的，喘不过气来，身上没有力气，口渴，喝水也不管用，就像中暑。"阿正说。

听了青衣少年的话，大家立刻就有中暑的感觉了，浑身都觉得不舒服起来。

"第三座塔叫火塔，塔里温度很高，火邪会释放火焰，能把人点着。还有第四座塔，被湿邪控制着，湿邪能释放一种湿气，像无形的绳索，把你的身体捆住，动弹不得。你会感觉身体困重，一步也走不了。另外它还有几件法宝。"阿正停顿了一下，他的话听起来那么可怕。"第五座塔的塔邪叫燥邪，能释放燥气，你进去之后就会觉得口干舌燥，皮肤也干，说不出话来，还会引起剧烈的咳嗽……"

"大哥，你别说了，我可不想招惹它们，快带我们去寒塔里救出夏夏，然后我们赶紧离开这里。"毛毛听完，吓坏了。

"我也不知道你们怎么才能离开这里，我得问个人。还有，我现在也救不了那个小姑娘，因为我的法力已经……"

"你是不是已经没有法力了？"毛毛问。

"我喝完药酒后确实法力顿失，但经过慧爷大半年的治疗，我的法力恢复了一些，要不然刚才也救不了你们。但是我的法力还没有完全恢复，单凭一个人的力量还救不了你们的朋友。"

阿正有些为难地说。

"慧爷又是谁？"毛毛好奇地问。

"慧爷是一个拥有智慧的老人，但脾气也很古怪。他高兴了，就给我一些药丸吃，帮助我恢复法力；不高兴了，就把我赶出去。而我正是靠着他给的药丸，才逐渐恢复了部分法力。"阿正回答，"我不知道他能不能帮助咱们。"

"啊！那怎么办？"小茯苓开始为好朋友担心了。

"我可以去问问慧爷，他或许知道，或许会告诉你们。再说也只能去问他，因为怎么走出这个世界，我也不知道，从没有人来过这个世界。如果我爸爸还活着，或许还能知道一些事情，但是他已经不在了。"青衣少年的话让大家更加担心。

"你妈妈呢？"毛毛问。

"我没有妈妈。自从我记事开始，就没有见过妈妈。"

"你肯定有妈妈！难道你是石头缝里蹦出来的？"毛毛不相信。

"还有最后一座塔呢？那座最厉害的塔，阿正哥。"田小七赶紧岔开话题。

"最后一座塔是最危险的。里面的塔邪能掐会算，无所不知。并且它是无形的，你看不到它，它会隐藏在塔的任何地方，它可以化作飓风，可以化作龙卷风，可以化作风暴。它是诸邪

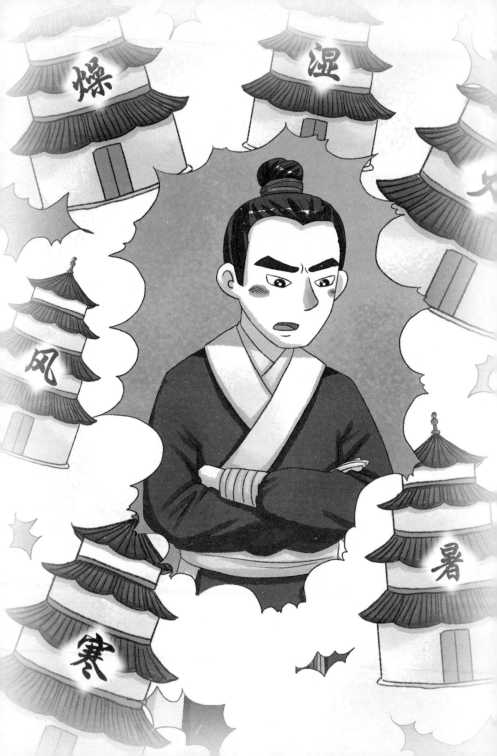

中最危险、最聪明的一个。"提起塔王，青衣少年的脸上流露出一丝恐惧，他好像最怕这个妖邪。

"那我们尽快去找慧爷吧！我担心，夏夏的身体受不了那么冷的环境！"小茯苓更加为自己的好朋友担心，忍不住提醒大家。

"对，时间很紧急！一天之后冰霜会永远封冻住，再也不能打开！那个小姑娘将会变成一座冰雕！"青衣少年也点点头说道。并再次拿出了斗篷，围在大家身上。

荒漠中的慧爷

当阿正的斗篷打开，小伙伴们来到一座院门前，小伙伴们推开院门，进入院子，以为进入了另一个世界。

这里和外面的荒漠有天壤之别，到处都是郁郁葱葱的，花草繁盛，虫鸟鸣叫，一番生机勃勃的景象。

"这是另外一个世界吗？"小茯苓惊讶地问。

"不是另一个世界，但这是这个世界剩下的唯一绿洲。"阿正回答说。

"快看！有一串红，关键是里面有蜜！"肚子空空的毛毛看到能吃的东西，肚子不由得一阵乱响。他惊喜不已，伸出手就去抓。

只听"啪"的一声，一串红没有抓到，毛毛的手却被谁重重地打了一下，疼得他"哎哟"一声，立刻抽回手来，不断地吸冷气。

"你们这些小毛孩,干吗到我院里来摘花!都给我滚出去!"大家这才发现突然出现了一个怒气冲冲的老爷爷,眉毛挑起来,眼睛圆睁着,头发竖起来,手中举着一个拐杖,好像随时准备再次出击。

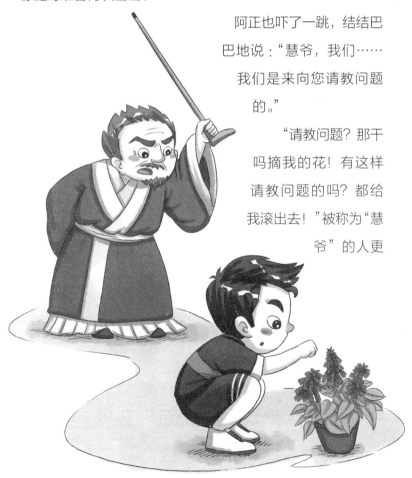

阿正也吓了一跳,结结巴巴地说:"慧爷,我们……我们是来向您请教问题的。"

"请教问题?那干吗摘我的花!有这样请教问题的吗?都给我滚出去!"被称为"慧爷"的人更

加火冒三丈，拿着拐杖又要打人。

"爷爷，我们做错了，请您原谅我们！"小茯苓赶紧上前道歉，"我们很敬佩您！您这里有好多中药呀！"

"你认识中药？"慧爷的拐杖停在空中，怀疑地看着小茯苓。

"认识一些，我很喜欢中药。您这里有三七，它的样子多像人参！还有紫花地丁，到处都有。"小茯苓没忘记在森林里认识的中药。

"哦，你还认识什么？"听到这里，慧爷的眉头舒展了一下，态度也稍微缓和了一些，拿拐杖的手放下了。

"那边还有乌头呢，虽然它的根有毒，但是它的花真美呀！"田小七赶紧补充说。

"哦，你们也喜欢中药？"慧爷的眉毛舒展开来，眼睛恢复了原状，态度更加缓和了，他收起了拐杖。

看着知识一次次发挥着神奇的魅力，毛毛再次看呆了，但他仅仅是看着，却插不上嘴，因为学到的中药知识早就还给小茯苓的爷爷了。

"想不到你们这些小孩，还认识中药。说说看，你们为什么来找我？"慧爷问大家。

"慧爷，我们的好朋友被冰封在寒塔里了，阿正哥说一天之后冰霜就永远封冻住她，再也打不开了。他说您是最具有智慧的人，我们就来找您，想请您帮助我们。"小茯苓拉住慧爷的胳膊，恳求慧爷。

"进来说话吧！"慧爷说完，转身回了屋。

跟着进了屋，小伙伴们再次被眼前的景象惊住了，只见慧爷的屋子里有四个大书架，书架很高，直到屋顶。确切地说，四面墙都是书墙，只在书墙中开了一个小门，供人出入。屋中间摆着一个小书桌和一把椅子，桌子上放着一本打开的书，和一杯沏好的茶。

"慧爷，您的书房真大！书也多！"田小七爸爸的书房也很大，但是跟慧爷的书房比起来，不值一提。

"把来龙去脉给我说说吧！需要我帮什么忙？"慧爷问。

小茯苓赶紧把所有的事情都讲了出来。

慧爷一直在用心地听，听完之后，并不作声，只是搬来一把梯子，爬到一个书架的最上方，从里面抽出一套竹简，取下来递给小茯苓。

这是一套看起来很古老的竹简，里面记载的文字，小茯苓也看不懂。

"这是什么字？"小茯苓问。

"这是小篆（zhuàn）。"田小七练过书法，认识这是小篆文字，但具体是什么字就不太认识了。

"这本书很老了，专门记载我们这个世界里发生的各种奇闻轶事。我给你们<u>查查</u>有头绪吗？"慧爷一边口中念叨着，一边坐在书桌旁开始翻阅竹简。

慧爷看书的样子很有意思，他背对着大家，手捋着竹简，眼光扫着竹简，仿佛通过眼睛的扫描和大脑的处理，吸收着竹简的精华。

不一会儿，慧爷就看完了，转过身对大家说："有头绪了。"

"真的？哎，您快点说呀！别卖关子了！"毛毛听懂了这句话，拍着慧爷的肩膀，高兴地叫着。

慧爷的眉头又蹙起来，他瞪了一眼毛毛，"你跟谁说话呢？"

"慧爷，毛毛太高兴了，您千万别介意。我们真的很担心夏夏，因为寒塔里太冷了。"小茯苓赶紧道歉。

听了这话，慧爷的脸色缓和了些，"书中提到，在很久很久以前，有人曾经闯入了我们这个世界，后来他成功出去了。"

"那他是怎么出去的呢？慧爷。"小茯苓听到这里，急切地追问道。

制胜法宝

"别着急，听我慢慢说。这本书没记载他怎么进来的，但是却记载了他怎样出去的。在每座塔的中心都有一个塔灯，他分别进入了六座塔，开启了六个塔灯。"慧爷继续说，"当这六盏塔灯一起打开的时候，在六座塔的中心位置就会出现一扇彩色的门，这是通往另外一个世界的大门。"

"您的意思是我们每一座塔都要进去，然后打开里面的灯？"阿正问。

"嗯，还得保证不灭，等待六盏灯一起开启。"慧爷说。

"以前我管塔的时候很简单，打开就行了。但现在，需要降伏六座塔邪，将它们重新关进塔里，这样才能保证塔灯不灭。是不是？慧爷。"阿正问慧爷，慧爷点点头。

一想到要进入到那六座邪塔里去，大家心中一惊，一阵冷

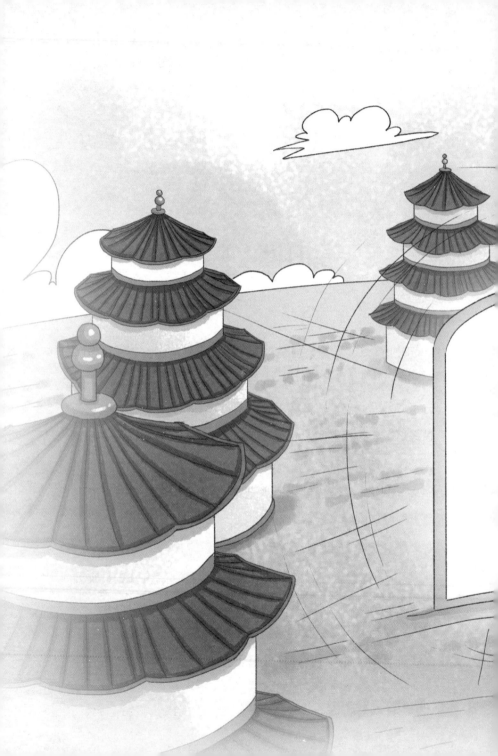

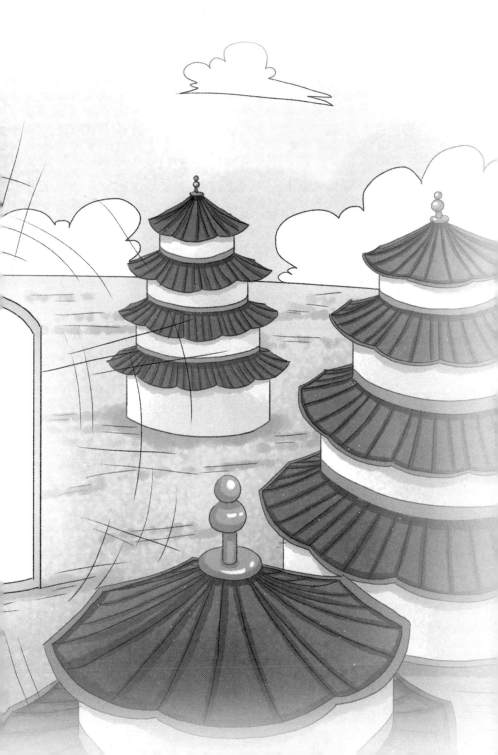

汗冒出来。光是一座寒塔，看起来就那么可怕，更别说其他的塔。还有塔王，谁也不知道里面暗藏了多少凶险。

"慧爷，还有别的办法吗？"田小七问。

"好像没有，这本书上就记载了这一个办法，但也不一定行。因为多少年来，都没有人试过。"慧爷回答。

"啊！没有人试过，那也许不成功呢。再说塔邪真的很厉害！"田小七回头看了看小茯苓。

"在自然界中，相克相生是必然规律，有毒之物旁必然生长着解毒之药。在我们的世界里，再厉害的妖邪，也有它的弱点，也有能制服它的东西，这个世界就是这样的奇妙。"慧爷缓缓地说。

"那怎样制服塔邪呢？"小茯苓急于知道答案。

"塔邪各不相同。但有一样法宝尤其重要。"慧爷依旧不紧不慢地说。

"什么法宝？"大家一起围住了慧爷，都想知道制服塔邪的法宝是什么。

慧爷在手心里写了一个字，展现给小茯苓。

小茯苓看完之后，不由得失声喊出来："啊！为什么？这是什么意思？"

毛毛急于看法宝，他凑过来，看到慧爷的手心里写着一个"你"字，不由得说："这是啥意思啊！小茯苓也不是个东西呀！"

"你才不是东西！"小茯苓气得踢了毛毛一脚。

慧爷并不作答，仍旧缓缓地说话："你们进入的第一座塔叫寒塔，被寒邪控制着，它能释放寒气。但是你们对寒气的感受却不一样，有轻有重。"

"是的，慧爷，林夏夏首先感觉到寒冷，也最先被冰霜冻住。我们只是感觉到凉。"田小七开始思考。

"这是为什么？"小茯苓认为田小七说得有道理，但是她不知道原因。

"这是因为林夏夏身上的阳气最不充足，抵御不了寒邪，所以她首先感觉到寒冷，她平时应该也很怕冷。"阿正解释道。

小茯苓若有所悟，接过话来，"是的，林夏夏最怕冷，她平时穿的比我们都多。尤其到了冬天，她的手像冰棍一样凉。她也不敢喝凉水，吃冷饮。上次我们一起喝了凉的山泉水，只有她肚子疼，我们都没事。"

"那怎样制服寒邪？"慧爷开始启发大家。

"穿的多一点！"毛毛抢着回答。"还有，吃点热东西，我冬天喜欢吃涮羊肉，吃完身上暖暖的。我爸爸说喝酒也行，喝完酒身上也热乎乎的，但我没有喝过。"提起吃喝，毛毛来了兴致，至少可以过个嘴瘾了。

"嗯，穿多一点，或吃涮羊肉，或喝酒都可以，这是因为羊肉和酒都是热性的，可以祛除身体内的寒邪。那你们下次进入寒塔前，可以做点准备呀！"慧爷也顺着他们的话说。

"啊！还有下次，我可不希望有下次了。"小茯苓皱着眉头说。

"对呀！爷爷，可我们现在什么都没有呀！晚饭都没有吃。"毛毛不无遗憾地说，同时摸了摸咕噜噜响的肚子。

"或许你们在进塔时就该选择阳气充足的人，跟着阿正，这样胜利的把握或许更大一些。"慧爷貌似不经意的话，却提醒了大家。

"我知道该选谁了！"毛毛突然说。

邪恶的白衣少年

"我最不怕冷！我阳气最盛！"毛毛突然提出来，他听懂了慧爷的话。

"你怎么知道的？"田小七问。

"妈妈叫我小火炉，我冬天的时候穿的衣服也很少，我不怕冷。和妈妈一起外出的时候，她总抓着我的手取暖呢。"毛毛一口气说出来，他感觉很有底气。

"嗯，这次他说得对。还有，带着这个，对你们或许有帮助！"慧爷俯下身去，在书架的底端找出两个药瓶，一个瓶子上面写着"川乌"，一个瓶子上面写着"附子"。慧爷从两个瓶

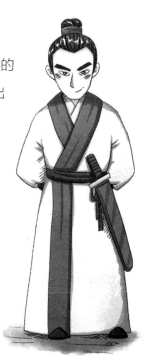

子里面各倒出来一些药，放在小茯苓的手心里。

"这就是乌头的母根和子根干燥之后的样子？"小茯苓新奇地看着川乌和附子，在森林里她看到了美丽的乌头花，可爱的乌头母子根，但没想到乌头根干燥之后竟然成了这个样子。

"对，这就是干燥后的川乌和附子。你们找准寒邪藏在哪里，将这个投过去，能暂时打晕它，它最怕这个了。其他的事情就靠你们自己了。"慧爷转过头看着阿正。

"趁它昏迷，我赶快关上塔闸，将寒邪关起来。然后我们进入塔的中心，打开塔灯。"阿正接着说。

"你说得容易，它能呆呆地站在那里，等我们去打？"毛毛说道。

"不去试试怎么知道。"小茯苓接过慧爷手中的药。

"所以最重要的法宝就是靠你们自己。阿正，要小心你那个兄弟，他心术不正。"慧爷说完，

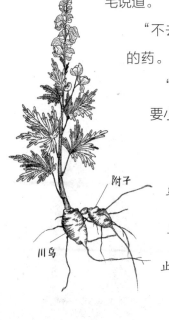

川乌和附子

　　川乌和附子都来源于乌头这种植物，川乌是母根，附子是子根，都属于祛风湿药物。

　　川乌善于散寒止痛，能够对抗寒邪，并且缓解寒邪引起的疼痛。

　　附子是温里药，不但继承了川乌的散寒止痛作用，还可以补人体的阳气，治疗阳虚证。

端起茶来，小口抿着茶，再也不说话了。

"走吧！"阿正见状，带着小伙伴们就要走。

"我们还没问完呢！"小茯苓感觉还有很多问题要问，关键是她认为慧爷还会说出其他的事情。

"这叫端茶送客！慧爷的话说完了，他不会再开口了。"田小七也读出了慧爷的意思。

小茯苓无奈地跟慧爷告了别，小心翼翼地捧着川乌和附 子 走了出来。

突然，一个身影从小茯苓身边飞快闪过。小茯苓只觉手中一动，再看手里，急出了一身汗，已经空空如也，慧爷给的药不见了。

只见那个身影抢完药后，并不急

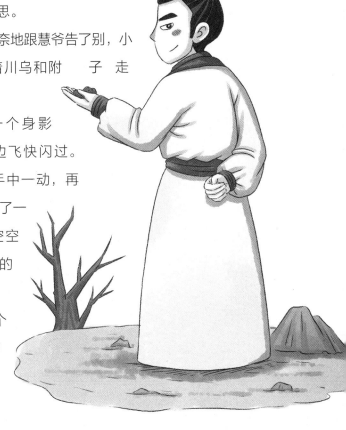

于离开，立在那里，大摇大摆地将药放入口袋，然后得意扬扬地看着他们。

小伙伴们这才看清他的样貌，他穿着白色衣衫，年龄与阿正相仿，与阿正非常相像，只是眉宇间少了一些英武，多了一些邪恶。

"快还给他们！你又来捣乱！"大家从没看见过阿正这么生气，他走上前去，瞪着白衣少年，伸手要抢回药来。

白衣少年往后一个躲闪，阿正扑了空。

"你有本事来找我，我随时奉陪！"白衣少年有些轻蔑地说。说完，转头看着小伙伴们，"别再跟阿正混了！你们要不听我的劝告，我连你们一起收拾！"白衣少年说完，飞上屋檐，一闪消失了。

"药被他抢走了。"小茯苓着急地要哭。

"没事，我去找他要回来。"阿正也跟着飞上了屋檐。白衣少年跑得飞快，但阿正紧紧跟着，眼看追到了一个空旷之地。

白衣少年停下脚步，望着阿正，"你这样一直跟着我，有用吗？"

阿正说："你太过分了！总是一直搞破坏！"

"凭什么你能管塔界？而我只能听你的？我的能力又不比你差！"白衣少年恶狠狠地盯着阿正。

"那你管得好吗？自从你把塔邪放了出来，这个世界就一团糟了！"阿正着急地说。

"那又怎么样！我得不到的东西，我就要把它毁掉，别人也甭想得到！"白衣少年"哼"了一声，飞身一跃，消失在夜空里。

再探"寒塔"

大家正在慧爷的院外候着，阿正回来了，一脸沮丧，什么也没有说，大家明白了。

"阿正哥，没抢回来？"小茯苓问。

阿正点点头，"只怪我的法力还没完全恢复。"

"没事，我再跟慧爷要一些附子和川乌。"田小七伸手就要敲慧爷的门。

此时，门里却传来慧爷极具穿透力的声音："话不重复，靠自己才是长久之道。"说完，门里一片寂静，再无声音。

阿正听完，默默地将大家带回了石屋。

"我们得想办法了，时间太紧张了。"田小七很害怕，他担心林夏夏忍受不了寒冷。"阿正哥你给我们讲讲塔的构造吧。"

"嗯。六座塔原来的构造基本相似，但是因为占据的邪气各不相同，所以里面的情况也发生了变化。"阿正说。

"什么变化？和以前不一样了？"田小七问。

"是不一样了。第一座寒塔，你们并没有往里面走，只是在大厅里遇到了寒邪射出的冰霜，就被迫撤离了。如果我们成功躲开冰霜，穿过大厅，沿着楼梯往上走，就会遇到第一道门，叫霜门，经过霜门须千万小心，因为一旦触动机关，便会被冰霜封住。"

"我们能躲开冰霜吗？上次夏夏不就是在那里被袭击的吗？"田小七问。

"其实里面有规律可循，一会我告诉你们。"阿正继续说："第二道门，叫冰门，万一触动机关，便会将人瞬间冷冻。通过霜门和冰门之后，就会达到寒塔的中心——极寒屋，那是寒邪所居之地，屋里温度极低。如果我们能将塔闸关闭，寒邪被塔关住，我们就能打开塔灯，保证塔灯不灭。"

听完阿正的话，田小七的脸色变了，"阿正哥，我们能通过霜门和冰门吗？我怎么感觉冰霜很可怕呀！我们不了解这些东西，怎么打败它们？咱们能救出夏夏吗？"

"怎么不能！有我这个超级火炉，定能打败寒邪。"毛毛倒是充满了信心。

"小七，别担心。我们一起努力，没有什么不可能的事情，一定可以救出夏夏。"小茯苓下决心一定要救出好朋友。

"两道门上都有密码,密码随时更换,必须在现场随时计算,才能解除密码。"阿正的话无疑又增加了解救的难度。"极寒屋中有个闸门,闸门被一个绿色的按钮控制着。也就是说我们需要将寒邪引入洞中,又要趁它不备,关闭闸门,将它关在洞里。"

"我跑得快,由我来引寒邪。"毛毛主动请缨。

"我平时就喜欢做数字游戏,由我来解密码锁吧。"田小七也下定决心要救出夏夏。

小茯苓想不出自己能承担什么任务,但是也要跟着去救夏夏,"我也去,说不定能帮上什么。"

"你最好不要去,寒塔里面极为寒冷,阳气充足的人才能进入,要不根本耐受不了其中的寒气。"阿正劝阻小茯苓,他深知寒塔的危险,感觉小茯苓是一个女孩子,也帮不上什么忙,"你在石屋里等我们。我们救出夏夏,马上回来找你。"

重新回到了寒塔,田小七和毛毛心里充满了恐惧,但为了林夏夏,两个人只能硬着头皮,跟着阿正。

三个人一踏进大厅,顿时灯火通明,好像有人在暗中打开了开关,以"迎接"他们的到来。

"小心脚下!不要踩到冰霜!否则会引'霜'上身!"阿正提醒道。

田小七和毛毛低头一看，这才发现原来地上布满了一条条的冰霜，夏夏可能正是不小心踩上了冰霜才被冰封住的。

"千万不要踩上，要绕开冰霜。一旦踩上冰霜，冰霜就会从脚下蔓延到人的身体上，然后整个人就会被冰霜困住。"阿正带大家一边继续往前走，一边解释说。

田小七小心翼翼地走着，毛毛亦步亦趋地跟着，他平时是个粗心的小孩，这个时候好像要把一辈子的小心都用上了。

几个小伙伴好不容易走到第一道门前，上面刻着一个"霜"字。田小七和毛毛刚要松口气，突然四面飞奔下来四道冰霜，以迅雷不及掩耳之势，直冲大家袭来。

阿正见状，伸出手掌，口中念着，生出一个火圈，将冰霜挡在外面。

"快想办法输入密码开门，我的法力只能坚持一会儿。"阿正提醒田小七，他拼尽全力抵抗着冰霜，但是火苗越来越小，冰霜不断逼近。

田小七赶快移到门口，只见门上有一个小窗，田小七打开之后，露出一个密码锁，数字在不断的变动。

"快点输密码呀！"毛毛着急地喊。

"我也不知道密码呀！"田小七也懵了。

"密码是三个数。"阿正一边用法术挡住冰霜，一边告诉他们。

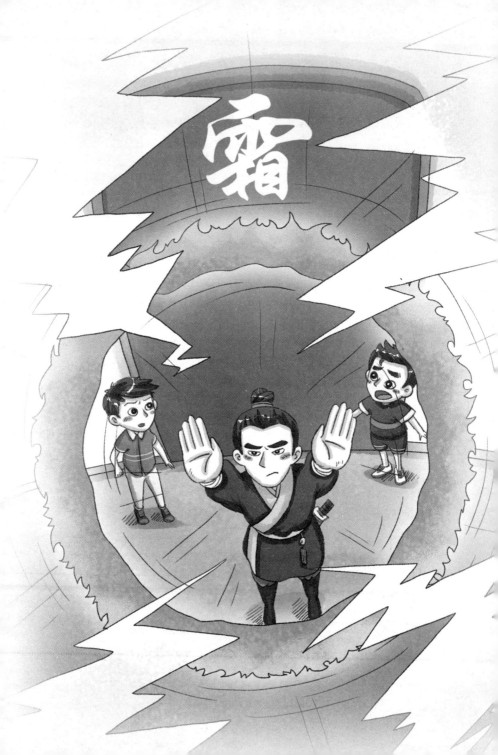

"哪三个数？"田小七问。

"这三个数是随机产生的，第一个数是我们进入塔的人数，中间的数是一个计算题，最后一个数是一味中药首字的笔画，寒邪最怕的中药。每次数字输入正确，就会有绿色提示。如果输入错误，就会有红色提示，同时警报响起。错误输入超过 3 次，密码锁就会自动关闭，再也无法打开。"阿正吃力地说。

"第一个数字简单。"田小七信手就输入了"3"，但令人意外的是，随着"嘟嘟"的警报声，红色提示出现了，"难道出错了？"田小七额头冒了汗，愣住了。

"是不是林夏夏也在里面，所以应该输 4。"毛毛提醒道。

田小七试着输入了"4"，马上绿灯一闪，"输对了！好神奇的塔呀！"

数学题难不倒学霸田小七，他轻松地解决了。

"最后一个数呢？是川乌吗？"田小七不确定，他试着输入"3"，警报再次响起，"难道是附子？"田小七生怕输入错误。

但时间已经来不及了，阿正用法力点燃的火圈已经开始慢慢熄灭，冰霜咧着嘴狞笑着要冲过来。

阿正一咬牙，输入了"7"，只见绿光再次闪动，第一道门轰隆隆地打开了，露出了一个霜室，大家冲了进去，门在后面慢慢关上了，将冰霜隔在外面。

霜室的墙上、地上、屋顶上全布满了冰霜，不知道从哪里反射出的光，把霜室照的极为明亮，格外刺眼。

"跟我走。"阿正带着孩子们小心翼翼地按照路上的指示走着。

"这个塔真神奇呀！都知道我们进来了几个人。"毛毛跟在后面，感叹道。

"那当然，这六座塔都非常神奇。"阿正表示赞同。

"其实，我自己都忘记计算林夏夏了，她也在塔里，这个塔居然还记得。"田小七感叹道。

阿正突然停住了，说："不对呀，林夏夏不是今天进塔的人呀！那个数字应该只是当天进塔的人数。"

"那为什么是 4 个人？我输'3'的时候提示错误。我确实输了'4'，才提示正确的。"田小七站住了，他疑惑了。

"究竟是谁悄悄地跟进入了寒塔？难道是？"想到这里，田小七心中一阵战栗。

可怕的冰雪怪

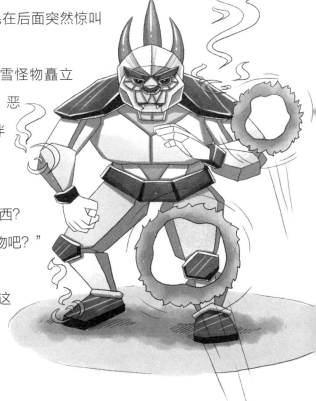

　　"小心！"毛毛在后面突然惊叫起来。

　　一个透明的冰雪怪物矗立在通往冰门的路上，恶狠狠地看着小伙伴们，口中不断吐出寒气。

　　"这是什么东西？不是你以前养的宠物吧？"毛毛惊恐地问。

　　"我怎么会养这种怪物！这大概

是寒邪变出来的！"阿正猜测说，他的手一抖，向冰雪怪散出无数个火圈。

但冰雪怪只是挥手轻轻一挡，那些火圈打到冰雪怪身上，就瞬间熄灭了。冰雪怪见状，狞笑着，缓缓地朝他们走过来。

阿正抢到前面，用身体挡住田小七和毛毛，口中含着一颗珠子，极为璀璨。阿正将这颗珠子瞄准冰雪怪，用力一吐。只见那颗珠子被一股强大的气流带动着，弹到冰雪怪额头上，又在一瞬间，飞回到阿正的嘴中。

冰雪怪竟被这颗珠子打的身子一颤，加上地面滑，踉跄着倒退了好几步，想努力稳住身体。

毛毛不知道什么时候跑到了冰雪怪后面，他使出全身的力气，往后一拽冰雪怪的胳膊。

冰雪怪再也稳不住身体，只听"砰"的一声巨响，倒在地上，随之传来毛毛的一声怪叫："哎呀！我的手！"

循着声音望去，毛毛的手竟然被牢牢吸附在冰雪怪胳膊上，动弹不得。

"我的手！这个家伙有魔法，它把我的手吸住了！我的手收不回来了！"毛毛惊恐地喊着，他害怕极了，额头出现了豆大的汗珠。

"不是它有魔法，可能因为你的手上有水汽，遇到低温物体迅速结冰，所以你的手会被粘住……"学霸田小七分析道。

"我求你了，别再分析了！快解救我的手！我的手！没有知觉了！"毛毛打断田小七的话。

"我来吧！"阿正冲着毛毛的手发射出一道温暖光芒，瞬间融化了毛毛手上的冰，他的手立刻离开了冰雪怪，毛毛一下摔到了地上。

阿正见毛毛得救，立刻飞上塔顶。

这时候，冰雪怪也努力地想再次爬起来，无奈地面太滑，它的身体也很滑，并且很笨重。冰雪怪四处乱抓，终于抓到了地面上一个突出的冰凌，想借着力量爬起来。

正在这时，一个巨大的冰凌却从天而降，冰雪怪躲闪不及，被直插心脏，它抽搐了一下，再也不动。随之，冰雪怪紧攥的手也打开了，从它手心里掉落出来一个戒指。

只见阿正攀住塔顶，在冰凌的断裂处，得意地扬起一把冰刀，笑了。

"哈哈，这是什么？我记得在游戏中每次打完妖怪，都会得到一些宝贝。这是不是宝贝？"毛毛捡起来问。

阿正接过戒指，戴在手指上。刹那间，戒指散发出七色彩光，瞬间将冰室照亮。彩光所照之处，顿觉温暖。

"这是什么戒指？"毛毛惊呆了，他从未见过这样神奇的戒指。

"这就是传说中的七彩戒，据说是在极寒之地取的极寒之物，在极寒的天气中打造成的，可以防御寒邪。更加神奇的是，到了炎热的地方，还可以散出寒气。"阿正解释说。

"极寒之地？极寒之物？极寒的天气？又能御寒？又能散寒？"田小七感觉脑子都不够用了，不由感叹自然界的神奇。

阿正点点头，"正像慧爷说的，自然界中的任何事物，无论看起来多么可怕和凶险，都能找到制服它的东西。"

"戴上七彩戒指，是不是我们到了极寒屋就不冷了？"毛毛好奇地问，他感觉身上暖和多了，被戒指的七彩光照耀着，好像重新被温暖的阳光眷顾了。

"冷不冷我不知道，但是起码不会被冻死。"阿正笑了。"走吧，咱们去极寒屋。"

阿正带着小伙伴们继续前行，远远地看到了一个门，门四周萦绕着雾气，上面依稀看到"冰门"两个字。一个通往冰门的小道也映入大家的眼帘。

"我先走，我不怕冷！"毛毛虽然有点胆怯，但是十分好奇冰门后到底有没有生命？

　　突然，不知道谁触动了机关，射来一道道冰凌。

　　毛毛动作快，进得快，出来得也快，吓得他连滚带爬，一阵躲闪，所幸没有被冰凌伤到。他赶紧撤到了阿正身后，再也不敢贸然前进。

　　令人疑惑的是，毛毛撤回来了，冰凌也停止了释放。

　　"阿正哥，我怎么感觉有人在暗中尾随着我们，盯着我们呢？"田小七额头也出汗了。

破解机关之谜

"我也有这个感觉。"阿正捡起一块石头扔过去。只见石头在通道上滚动，冰凌却没有射出。

"阿正哥，我猜有两个可能，一个可能是这里安装了红外线探测器，另一个可能就是有人正在暗中监视我们。"田小七说。

"红外线探测器是什么东西？"阿正有点懵了。

"就是一种仪器，可以探测出有生命的物体。"田小七解释道，但看到阿正仍是一脸的迷惑，"就是有体温的物体通过时，就会释放冰凌。"

"不会吧！这里会有这么高级的装备吗？"毛毛不太信。

"虽然不一定有红外线探测器，但古人的智慧不容小觑，或许也可以探测出生命的存在。"田小七说。

听了田小七的这番话，阿正总算明白了，"我去试一试，看到底能否探测出人。"

"阿正哥，你能不能把自己的体温降低到和周围一样？当我们的体温和外界一致的时候，就不会被探测出来了。"田小七突然有了一个新想法。

"这个我可以做到。"只见阿正口中念念有词，不知道说了些什么，他的脸色开始发青，身体逐渐僵硬，不一会，全身竟然冒出一层白雾。

"阿正哥，你怎么啦？"毛毛看到阿正的变化，吓坏了，他下意识地用手去抓阿正。

"想被我粘住吗？"青脸的阿正脸上露出一丝笑容。"我身体的温度已经和周围环境一样了。"

毛毛的手指头还没碰到阿正，想起冰雪怪的身体，就赶紧缩回手来，他感受到了阿正身上的寒气。

青脸的阿正大踏步走过通道，令人惊异的是，冰凌这次却没有释放。阿正返回原地，说："小七说得对，看来有体温的物体确实能被发现，当我们的体温和周围环境一致的时候，就不会被发现了。来！我把你们都变了。"

"啊，这么棒！"毛毛兴奋极了。

"阿正哥，那体温的改变不会影响我们的身体吗？"田小七还是有些担心。

"不会影响，因为我的法术只是给你们的身体加了一个冰霜外罩。"阿正的话让大家放了心。

　　阿正抓住田小七和毛毛的胳膊，口中继续念叨着。

　　田小七和毛毛刚被阿正抓住的时候，感觉胳膊冷极了，动弹不得，不一会，阿正松开手。

　　"你变成了青脸毛毛！"田小七看着毛毛说。

　　"你还说我呢！你也变成了青脸小七！"毛毛也笑了。

　　就这样，三个青脸人顺利到达了冰门前。阿正又开始念念有词，念完之后，三个青脸人恢复了原貌。

　　冰门并没有把手和开关，中间有一个方框，里面有一些数字。一看又是数学题，田小七自告奋勇地说道："我来。"田小七专注地摆弄着数字，不一会就算了出来，突然方框消失了，一个开关缓缓地凸显出来，上面也有一个不断变化的数字。

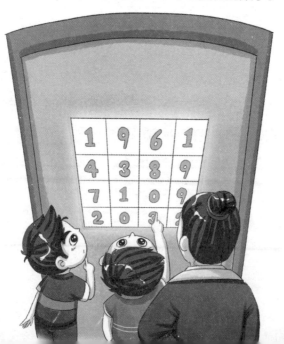

"你真棒！我什么都不会。数学也挺重要的！"毛毛又佩服，又感到自卑。

"你也很棒！你跑得那么快，每次都是你引开坏人！"田小七安慰毛毛。

"一个团队缺了谁都不行！我们来看这三串数字，这不是简单的数字了。"阿正仔细看了看，说，"上面写着，只有一次机会，输错了之后，就会落下一座冰笼，将我们关起来，或许是永远关起来。"

"千万不能输错呀！"毛毛吓坏了。"输什么数字？"

"信息都在冰门上。一共 3 个问题，每个问题代表一串数字。"阿正继续解释。

"第一个问题，寒塔建成的年份。"阿正念出来。"这个我知道，是公元前 220 年，和我的出生年份一样。"阿正很快就回答出第一个问题。

田小七小心翼翼地把数字"220"输入进去，绿灯一闪一闪，答对了。

"你都这么老了，怎么看不出来？"田小七问。

"你长得像九零后。不，和我们一样，像零零后。"毛毛补充说。

"什么叫九零后？什么叫零零后？"阿正不理解毛毛的话。

毛毛也不知道该怎么解释了，难道说他们是两千多年后出生的人？

"知道我是多么老的人了吧！论年龄，你们应该叫我老爷爷了！"阿正开了个玩笑。

田小七和毛毛面面相觑，不知道应不应该叫"阿正爷爷"。

"不开玩笑了，第二个问题，输入四个和中医有关的数字，并且这四个数字必须是相连的。"阿正说。

"我知道，我们上次进入神秘的宫殿，认识了五脏，五肯定有关。"这件事毛毛倒是记得很牢。

"嗯嗯，还有四，我听说中药里有四气；还有三，我还听说有三焦。还有什么？"田小七陷入了沉思。

"还有六，咱们这里是六座邪塔，代表六种侵犯人体的邪气。"阿正笑了。

田小七顺利地输入了这四个数字。

"还有七，和中医也有关，但是不需要了。"阿正笑着说。

"七代表什么？"毛毛问。

阿正没有回答，他的注意力已经转移到开关上了，"第三个问题，太不一样了。你妈妈的生日？这个问题我不会，我从小就没有见过妈妈。"阿正回过头看田小七和毛毛。

"这个问题，我，我也不太会。因为一般都是妈妈给我过生日，我还没给妈妈过过生日呢！"田小七也回答不出来，突然感觉有些愧疚。

"这个我知道，我妈妈的生日是 1980 年 10 月 12 日。我去年给她过了生日，不过我亲手准备的生日礼物她不太喜欢。"毛毛说。

"这么用心！你准备的什么礼物？"田小七打算要学习一下。

"我逮了一只特别漂亮的七彩蛙，活的，放在礼盒里，可妈妈打开一看，大叫一声，就给扔到墙角里了。"毛毛一脸的失落。

"哈哈！怪不得你妈妈不喜欢，大部分人都会吓一跳。不过你也很棒了，能记得妈妈的生日，只是以后换一种表达方式吧。毛毛妈妈的生日是 1980 年 10 月 12 日，也就是输入 19801012。"田小七输入之后，绿灯亮了。

开关转动着，带动着冰门缓缓打开了。突然，一束束冰凌闪着寒光，瞄准他们快速地射过来。

极寒冰室

　　阿正迅速抽出冰盾，挡在几个人前面，冰凌射到了冰盾上，被反射到了各处，引起一阵乱响。

　　大家听到响声消失，才慢慢地探出头来，仔细打量这个极寒冰室。

　　极寒冰室确实名不虚传，虽有七彩戒指光芒的保护，但大家仍然感到异常的寒冷。

　　"那个寒邪在哪里？"毛毛抱着胳膊，以他打游戏闯关的经验来说，极寒冰室里应该有一个终极大妖。

　　阿正的眼睛一直盯着冰室的四

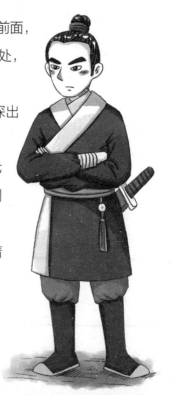

周，突然，他看到了什么，快步走上去，挥起冰刀向墙上砍过去。

只见墙面一闪一闪，渐渐显露出一张面孔，两条粗眉，鹰钩鼻子，眼睛瞪得圆圆的，向阿正和小伙伴们射出两道犀利的光："你进来干什么？他们到底是谁？"

"自从你们被放出来之后，这个世界变成了一片荒漠。我要让你们回到原来的地方，让这个世界恢复原来的样子。"阿正看着墙上的那张面孔，坚定地说。

"我既然出来了，就不会轻易回去了。想把我关起来，你有这个本事吗？"那面墙上的面孔被阿正的话激怒了，眉毛一耸一耸的，鹰钩鼻中喷出一阵阵寒气。

阿正往后退了几步，退到毛毛和小七旁边，悄声说："你们看那面墙上就是寒邪，它是无形的。在那面墙的旁边，有一个洞，寒邪以前就是被关在这个洞里的。看到墙边那个闸了吗？闸上面有绿色的按钮，这就是开关的按钮。"

"是不是我们先把寒邪引入洞中，然后关闭闸门，现在的闸门是开放的状态？"田小七问。

"是的，我们需要先把寒邪引入到洞里。"阿正说。

"我来吧！"毛毛毛遂自荐，"我善于干这个，我跑得快，并且，我最会激怒人了。记得在森林里的时候，我就成功地激怒了那个大个子。"

阿正点点头，说："可以，我掩护你。但你一定要小心，要避开寒邪的嘴，它的嘴能喷出冰霜，会瞬间把人冻住。"

"这个我一定记住。"毛毛点点头。

正在这时，传来寒邪冰冷的声音："你们这些不知天高地厚的小毛孩，在商量什么阴谋诡计？"

"我们在商量怎么把你就地打趴，然后踩上三脚。"毛毛跳出来，喊道。

"你说什么？"寒邪的眉头紧蹙起来，它恶狠狠地盯着毛毛，鼻子喷气的速度更加快了。

"你确实是年纪大了，耳朵也不好使了。我是说把你打趴下，然后踩几脚！"毛毛继续挑衅着。

"你！"寒邪一口冰霜吐出来，随之冰凌也从口中射出，阿正飞快地甩出冰盾，遮住毛毛。而毛毛早已躲开，跑到了洞口。

寒邪瞅见没有射中毛毛，气得发疯，从墙中抽身出来，顺着墙就追过来了，冲着毛毛又是一口冰霜，阿正的冰盾也飞速追过来挡住。毛毛动作快，一下闪到洞里。寒邪跟着也追到了洞里。

寒邪

寒邪侵犯人体肌表，容易损伤人的阳气，常引起怕冷的症状，寒邪侵犯人体经络或经脉，容易造成气血运行缓慢或不通，不通则痛，引起各种明显的疼痛。

破坏指数：★★★★，是风邪的大跟班，常跟随风邪作乱，可射出冰霜，瞬间冰冻，化生各类冰雪怪物。

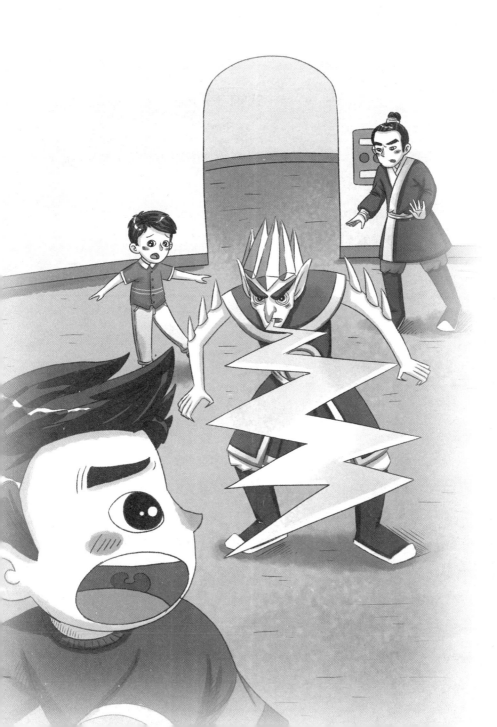

说时迟，那时快，毛毛见寒邪跟进洞里，赶紧从洞的一侧往外跑。

寒邪突然发现自己上当了，猛地转过身来，盯着毛毛，用力吐出一口冰霜，这股冰霜直冲毛毛袭来。

事出突然，阿正已经跳到了闸门边上，他手中的冰盾已经来不及为毛毛遮挡。田小七见状，失声喊出来："毛毛快闪开！"

但毛毛已经来不及躲避，他回过身，望着疾速而来的冰霜，愣在那里。

寒塔的意外访客

令人感到意外的是，冰霜却在空中停滞了。仔细一看，不知从哪里飞来两颗黑色物体，竟将冰霜牢牢地挡住了。

这物体似曾相识，"附子、川乌？！"阿正失声喊道。

"附子、川乌？"田小七心中一动，立刻想起慧爷给的药，不是被白衣少年抢走了吗？怎么又会出现在这里！

接着又飞出一串附子、川乌，将寒邪紧紧地定在洞中，动弹不得。

"阿正哥，闸门在哪里？快关上闸门！"一个熟悉的声音传来。

"那不是？"田小七惊呆了。

"小茯苓！"毛毛惊喜地喊出来。

阿正则一个飞跃，跳到了闸门旁，猛地一按绿色按钮，一扇巨大的门轰隆隆地慢慢关闭了，寒邪连同它的冰霜一起被封在了洞里。

阿正从身上取下一个封条，贴到了绿色按钮上，仿佛在自言自语："好了，这个门再也打不开了！"

突然之间，寒塔就像被施了魔法一样，里面的冰霜开始融化，破落的墙面逐渐恢复了原貌。

好像也就在这一瞬间，一个破旧的塔，在冰霜褪去之后，竟然逐渐变成一个流光溢彩的新塔。大家被眼前的景象惊住了，这才发现，原来寒塔里如此壮美，到处雕刻着精致的画像和花纹。

让人疑惑的是，小茯苓是从哪里冒出来的呢？她又是从哪里拿回了被抢的中药呢？

小茯苓看出来大家的疑惑，笑着说："快去救夏夏吧，以后我再告诉你们！"

"不用救我，我就在这里！"林夏夏的声音突然传过来。

顺着声音望过去，林夏夏站在那里看着他们。大家围住林夏夏，七嘴八舌地开始问了，"你怎么出来的？""寒邪把你关起来的时候，你冷吗？""你饿不饿，你渴不渴？"

"你们真像我妈妈！"夏夏笑着回答。

大家感到不好意思了，却忽然发现，真正去关心一个人的

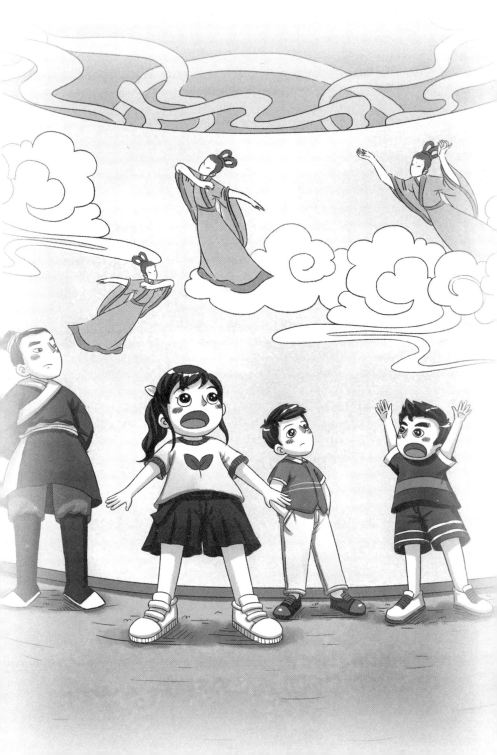

时候，人就会变得唠叨，怪不得妈妈都是唠叨的。

"我也不知道我为什么在这里，我只记得和你们一起进塔的时候，我被可怕的冰霜包住了，随后就什么也不知道了。再就是现在突然醒过来，看到你们了。"林夏夏对发生的事情一无所知。

小伙伴们突然感觉被一束光芒照耀着，塔里也变得异常明亮。顺着光芒望去，只见阿正点燃了一盏灯，这盏小小的灯散发出神奇的力量，竟将整个塔照得灯火通明。

"这，就是第一个塔灯！"阿正告诉大家。"这个塔灯上写着，我们要在一天内进入第二座塔，并且打开塔灯。否则第二座塔门会关闭，永久关闭。"

"那我们赶紧去第二座塔。"毛毛就要往外跑。

"不行，咱们要商量商量，了解第二座塔后再出发。要做到知己知彼，才能百战不殆（dài）。"田小七提议道。

"什么？什么？你又说了些什么话？"毛毛被弄糊涂了。

"就是打架前要了解对方的弱点是什么。"田小七笑着换了一种说法。

"哦，这个我明白。"毛毛点点头。

"不过，阿正哥，你对塔这么熟悉，所以我们不用担心。"田小七笑着说。

"事实上，我只了解第一座塔的构造，因为我进来过，其他的塔我都没有进去过。"阿正的话给大家劈头浇了一桶凉水，但阿正并没在意，他继续说，"我们将要进入暑塔，进入之后就会感觉身上没有力气，口渴得厉害，还有头晕。"阿正说。

"你告诉过我们，就像夏天中暑的感觉！"小茯苓说。

"是的，我们去之前，要先去请教一下慧爷。说不定，他会告诉我们一些不为常人所知的秘密。"阿正点了点头，并提出建议。

夜探暑塔

"你们又来了？看来是顺利结束了寒塔，该进暑塔了，进来坐吧。"慧爷看到孩子们，招呼说。

"这老头看起来和善多了！"毛毛小声说。

"谁是老头，你就这么称呼你爷爷？"慧爷的耳朵出奇好使，眼睛瞪圆了。

田小七踢了毛毛一脚，毛毛赶紧道歉："对不起，慧爷。"

田小七将慧爷扶到书房里，"慧爷，我们要去暑塔里了，需要提前做什么准备？"

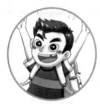

藿香正气水

属于祛暑剂，具有解表化湿，理气和中的功效。善于治疗外感风寒、内伤湿滞或夏伤暑湿所致的感冒，可出现头痛昏重、胸膈痞闷、脘腹胀痛、呕吐泄泻，这种病证和暑热高温无关，但是常常发生在暑季，所以叫阴暑证。

慧爷并不说话，到书架上拿了两盒药，一盒上面写着"藿香正气水"，另一盒上面写着"清暑益气丸"。

慧爷坐下来，说："进了暑塔，就好像你们几个在夏日高温下玩了很久，可能会出现中暑的感觉，口渴，身上没力气，头晕，有时候还会发烧，会晕倒。你们说说看，选哪一盒药？"

毛毛抢先拿起藿香正气水，说："选这个，我听电视上说过，夏天中暑，要喝藿香正气水。"好不容易抢答了问题，毛毛有些骄傲地站在那里，等待慧爷点评。

慧爷却不说话。

"我认为应该选清暑益气丸。"小茯苓不同意毛毛的话。

"为什么？"林夏夏问。

"我不知道清暑益气丸有什么用处，我用的是排除法。上次我被空调冻着了，又吃了冷饮，后来被藿香正气水治好了。所以我推理藿香正气水应该是温热的药物，应该治疗寒凉导致的疾病，而不是治疗高温导致的中暑。所以我选择了清暑益气丸。"小茯苓说。

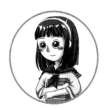

清暑益气丸
　　也属于祛暑剂，具有祛暑利湿，补气生津的功效，可以治疗高热中暑导致的发热和气津两伤导致的头晕、发热、乏力、自汗、心烦、咽干、口渴等症状。

"怎么不是！"毛毛不服气地说，"电视上说是。"

慧爷缓缓地说："那你们就分别带上自己选择的药物吧，看看效果怎么样。"

小茯苓并不完全确定清暑益气丸能否治疗中暑，但也没有其他的选择了，就把清暑益气丸收起来。毛毛见状，连忙收起了藿香正气水。

到达暑塔的时候，已经是晚上了，在月光的照射下，暑塔散发出一种诡异的光芒。

暑塔和寒塔一样破旧，在塔身上刻着一个大大的"暑"字。令人奇怪的是，这个"暑"字仿佛散发出光芒，一眼望过去，只觉一阵眩晕，好像在高温暑天看到太阳一样的感觉。

进入到塔里，大家感觉更加闷热，尤其是毛毛，他最怕热，他的脸红扑扑的，额头上、脖颈上开始不断渗出汗珠。

突然，一阵钟声响起，顺着声音望去，一个破旧不堪的钟正在咔嗒咔嗒地走着，与其他钟不同的是，这个钟上的数字全部是倒着的，在"12"的位置出现了一个"0"。

阿正走到钟前面，仔细观察着，突然看到了上面写的小字，"这是倒计时钟，已经开始计算我们进塔的时间了，我们还剩下不到 12 个时辰了。我们必须在这个时间内出来，否则塔就会关闭了。"

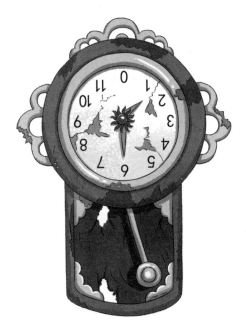

"那赶快走，我一秒都不想在这里待了，热死我了！你那里还有水吗？"毛毛伸手擦了擦汗，问其他人。

田小七把手里的水递给毛毛，毛毛急切地一口就喝完了，"还有吗？"

"没有了！就带了这些。"田小七无奈地说。

"喝了不管用呀！渴死我了，渴死我了！"毛毛沮丧极了，他突然想起自己带的藿香正气水，打开瓶盖，咕咚咕咚地喝了很多。这个药瓶好像被施了魔法，毛毛一个劲地喝，却没见喝光。

"别喝，这个治不了口渴。"小茯苓想拦住毛毛，但毛毛却不听，一下将小茯苓的手甩开。

不知道喝了多少，毛毛感觉喝够了，才停下，"真好喝，虽然有点苦。"毛毛咂咂嘴巴，故作得意地说。

突然，他的脸更红了，汗出得更多了，"坏了！我好难受！"说完毛毛脸憋得通红，突然失去了知觉，一头栽倒在地上。

"啊！怎么办？"林夏夏被吓到了。

"是不是中暑了？他的脸红扑扑的。"小茯苓看着毛毛说。

"我来试一试！"阿正说完，从口袋里掏出一个精致的药瓶，从中取出一颗丸药，将其捏碎，随水灌入毛毛的嘴里。

毛毛喝完了丸药，眉头皱了一下，伴随着一阵猛烈咳嗽，他醒了过来。

"你可吓死我了！小茯苓明明说了藿香正气水不能治疗中暑，你偏用！"林夏夏埋怨毛毛说。

毛毛不好意思地低下头，嘴里嘟囔着："不是说藿香正气水能治疗中暑吗？"

"藿香正气水只能治疗在暑天受寒，还有感受湿邪引起的拉肚子，不能治疗高热中暑。"阿正不紧不慢地说。

"那你为什么不早说？"毛毛埋怨阿正。

"人家小茯苓早就给你说过了。"林夏夏说。

"再说你只有亲身经历过了，才会深切地感受到乱吃药的后果！"阿正回答他。

"阿正哥，要不要先把毛毛送出去？他的身体比较容易中暑。"田小七建议。

"嗯嗯，毛毛的体质偏热，确实容易中暑。"阿正回头对毛毛说，"你先出去等我们吧，这里的确不太适合你。"

毛毛还想说什么，突然又是一阵头晕，口中愈发渴了，身上更加没有力气了，他只好悻悻地接受了大家的建议，离开了暑塔。

"说实话，我也有些口渴。"田小七舔了舔嘴唇，他其实忍了很久了。

"试一试这个。"小茯苓把清暑益气丸递给田小七，田小七摇摇头，他最不喜欢吃中药了。

突然，却见一只手劈来，迅速将清暑益气丸抢走，小伙伴们吓了一跳，这不是白衣少年吗？！

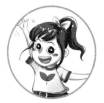

体质

是人体所固有的特性，每个人的体质都不一样，有的人体质偏热、有的人偏寒，因此面对不同邪气的时候，反应也不相同。

突兀的石墩子

"你怎么出来的？"小茯苓惊奇地问，同时一摸包，那个"网"又回来了。

"你以为一张破网就能把我困住？你这个不知道天高地厚的小丫头，今天我要把你们永远关起来！"白衣少年的眼睛紧紧盯着小茯苓，射出一束凶光。

"把清暑益气丸还给我们！"阿正飞身去抢，白衣少年飞快闪开，阿正抢了个空，往前摔去。

白衣少年瞅见机会，一声冷笑："我说过了，你再阻止我，就别怪我不顾兄弟情分了！"说完，拔出一把刀，在空中寒光一闪，趁着这个机会，就要对阿正下手。

"不要！"林夏夏大惊失色。

这时飞来一个球，不偏不倚，正打在白衣少年头上，他身子一歪，倒在地上。却见那个球快速飞回到小茯苓的手中。

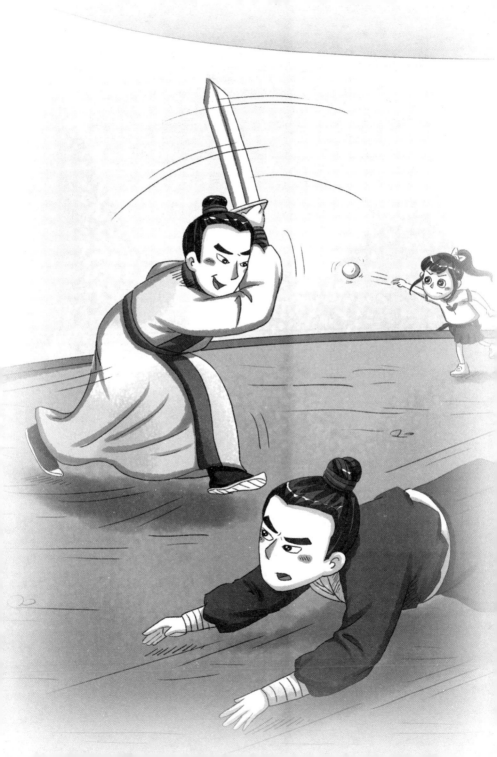

"太好了，居然又把他打晕了！"小茯苓高兴地跳起来。

"你居然这么厉害！从哪找到的这个球？"阿正愣住了。

"小茯苓，这是什么神器？"林夏夏惊讶地看着这个球。

"对呀！你上次怎么从他手里抢回来的附子和川乌？"田小七也疑惑不解。

"以后再说，咱们赶快行动吧！你们看那个钟，离塔的关闭时间还有 11 个时辰！"小茯苓说完，从背包里拿出一个网，往空中一抛，网落下来把白衣少年罩在里面。小茯苓把清暑益气丸抢回来，转头对阿正说："他怎么办？"

"就留在这里吧！别伤害他！唉，他毕竟是我的兄弟！"阿正叹了口气。

他们继续向前走。

田小七走着，感觉身上一点力气也没有了，口渴也愈发严重，头也晕晕的，一不留神，绊倒在地上，但却没有爬起来的力气了。

"再吃点药？"小茯苓递给田小七。

"我想喝水，我口渴。"田小七说。

"喝水不管用了。"阿正说。

"我知道我的身体里缺乏电解质了，并不仅仅是缺水。"田小七变成了一个虚弱的学霸。

"还是吃点药吧，效果更好一些。听我爸爸说，暑邪可以耗伤人体的气和津液，伤了气就会感觉到没力气，伤了津液就会口渴，得把暑邪赶跑才行，光喝水不管用。"小茯苓继续劝说田小七，"所以，药还得继续吃！"

听到这里，田小七无奈地笑了，他平时最不喜欢吃中药，因为味道确实不太好，还有他也不确定，中药真的有神奇的作用吗？但他口渴难耐，只得又服了一些清暑益气丸。

小茯苓的话果然对，田小七服用了清暑益气丸后，感觉口渴轻了一些，身上也有了力气，头晕也减轻了。

他们走过一段楼梯，突然出现了一个破旧的木门，上面写着"夏至"，阿正推了推，门居然吱呀吱呀地慢慢打开了。

大家蹑手蹑脚地走进去，刚一进门，突然听到"砰"的一声，后面仿佛有人，门又吱呀吱呀地关闭了。

大家进入屋子，顿时感觉很热。但令人奇怪的是，明明塔里看起来很阴凉，大家却感觉不到凉快，只是感到热。明明没有太阳，大家却感觉像在炽热的太阳下被暴晒。

"我们快点找下一个出口，在这种环境中，我们坚持不了多久。"阿正提醒大家，他舔了舔干燥的嘴唇，继续往前走去，大家紧紧跟在他身后。

大家低着头，也不知道走了多久，路好像没有尽头。

"你们看，我们怎么好像回到了原点。"田小七突然说。

"为什么这么说？"毛毛问。

"我刚才进来的时候特别留意了一下四周，当时看到了这个。没放在心上，可是我们走了一圈，又看到了这个！"顺着田小七手指的方向，大家看到了一个圆柱形的石墩子，放在空旷的塔里，确实有些突兀，但是大家急于赶路，除了田小七，谁也没有特别留意。

"会不会是另一个石墩子？刚才你看到的是第一个，现在你看到了第二个。"小茯苓不相信自己回到了原点。

"不是，这个石墩子很有特点。"田小七说，"我刚才一看到它的时候，就想知道这到底是哪个年代的，还多看了几眼，发现这个石墩子上面刻有一些字，我没看完，但是第一个字是'暑'。"

听到这里，小伙伴们连忙去看，果然圆柱形的石头墩子上刻着一些字，但是年代久远了，不仔细看真发现不了。

"果然有个暑字，我们又回到了原点！"林夏夏伤心地说。

"我们不能再贸然前进了，仔细找一下，附近会不会有机关？"阿正说。

"会不会和这个圆墩子有关系？这里面会不会有机关？"小茯苓感觉在这空旷的地方，突兀地出现一个石墩子，一定提示着什么。

地洞的秘密

"我也觉得会有关系。"林夏夏再次以女性的第六感认可小茯苓的话。

正如塔一样，石墩子看起来也有很多年头了，边缘被磨得非常光滑。

田小七继续看石墩子上刻的字，看完之后，沉思了一会，试着推动石墩子，却没有推动。

"你要干吗？"小茯苓问。

"我感觉这个石头墩子下面有什么东西。"田小七继续研究石头墩子，"上面写着想到塔顶，必须挪动这

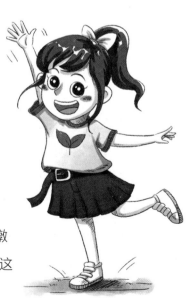

个石墩子。"

"小七，我怎么看不懂上面写的什么？"小茯苓说。

"这可不是普通字，这是小篆，我在慧爷家里见过。"田小七笑了。

"我来搬搬试试。"田小七往手心里吐了口唾沫，然后抱住石头墩子，一运气。他看到电影里大力士在移动重物的时候，都是这样做的。但是，他使出浑身的力气，石墩子却纹丝不动。

看到这一幕，阿正笑了，说："小七，这个石墩子比你爷爷的年龄都要大。你想挪动它，可不是件容易的事情。"

只见阿正退后几步，双目微闭，口中念念有词，却见石墩子好像被一股神秘的力量拔出来，飞了起来，小茯苓充满了好奇，她紧紧地盯着石墩子下面看。却不想石墩子"砰"的掉落下来，吓得小茯苓撒腿就跑，石墩子掉落之处，竟将地面砸出一个大坑。

这一瞬间发生的事情，吓了大家一跳。

石墩子离开的地方，竟然慢慢出现了一个深不见底的洞，洞里冒出一阵阵雾气。

田小七凑上去，立刻退回来，"又湿又热，这雾气！"

阿正见状，戴上七彩戒指，令人惊奇的是，七彩戒指这次释放出的不是暖气，而是一束光芒，这束光芒穿过雾气，直达洞里。

　　阿正借这束光芒照了照洞里，光芒透过雾气，竟然发现一个绳梯，只是这个洞深不见底，不知道这个绳梯到底通向哪里。

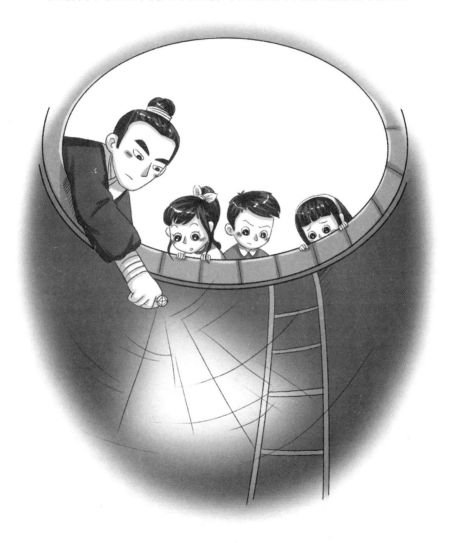

"不应该下去呀，明明我们要去塔顶。"田小七感觉不太对。

"可咱们走了一圈，这是咱们找到的唯一出口呀！是不是有什么机关？"小茯苓也有疑惑，她依然感觉存在必然合理。

阿正说："我先下去试试，如果有机会就上来叫你们。"

"我跟你下去。"田小七说。

"我也去。"小茯苓说。

"我可不想去，这个洞里太可怕了。"林夏夏有些害怕，但她也不敢一个人留在洞外，于是拽了拽小茯苓的袖子，说："你别去了，咱们留下吧。"

"没事，夏夏，我比较耐热，所以我一定要去。"小茯苓说，"夏夏，在暑塔里，咱们比他们男孩子更加有优势。一起去吧，我陪着你。"

林夏夏无奈地跟着小茯苓上了绳梯。

阿正带着伙伴们在这个黑洞里慢慢下着，谁也没有再说一句话，大家都很紧张，谁也不知道这个绳梯究竟通往什么地方，前方究竟有什么等待着他们。

下了很久，在最下面的阿正说："等一下。"小伙伴们吓了一跳，都停止了动作，齐刷刷地望着阿正。

原来，阿正已经到了绳梯的底端，但是却没有到达谷底，怎样继续下行呢？他用七彩戒指照了一下谷底，影影绰绰（chuò）的，下面好像有什么东西，但却看不清。

"你们看，那面墙上写着什么？"田小七眼尖，看到了一些东西。

"欲达塔顶，必达洞底。"借着戒指的光，阿正顺着念出来，"难道我们一定要下去？"

"没有绳梯了，我们怎么下去？"小茯苓问。

"我也不知道，我看到洞底有个东西，我想去试一试，跳到上面看看有什么机关。如果成功了，你们就跟着我。"阿正做好了准备往下跳。

"如果失败了呢？"小茯苓急切地问。

"那你们就要照顾好自己。"阿正有些严肃地说。

"不行！"小茯苓急了。

"没办法，我们必须试一试，说不定能成功。"阿正说完，再次用七彩戒指照了照洞底，对准那个模糊不清的东西，纵身一跃。

伴随着小伙伴们的惊叫声，阿正跳下了绳梯，直觉耳边风声阵阵，突然飞速下降的脚底仿佛触到了什么东西，他赶紧低头一看，但还没看清是什么东西的时候，被一股巨大的神秘力量弹了出来，一直上窜，直冲出洞口，冲向塔顶。

勇敢者的游戏

　　小伙伴们看着一跃而起的阿正，不晓得他究竟是用了什么魔法出来的，全部都看呆了。

　　再说阿正，被神奇的力量托到了塔顶，突然看到一个石门，石门上写着"大暑"，自己则直冲向石门，躲闪不及，法力也来不及施展。

　　眼看快撞到石门上了，石门却戛然而开，阿正立刻冲入了一个黑漆漆的洞里，被甩到了地上。

　　阿正爬起来，借着七彩戒指的光，看了看四周，只见石洞里有一个石碑，上面写着——"正式开启勇敢者游戏"。

　　再说小茯苓几个人，眼看着阿正就这样消失在视线里。

　　"他去了哪里？"小茯苓问。

　　"不见了！咱们怎么办？"田小七问。

"我也不知道，要不要跳下去？"小茯苓望着洞底问。

"我不跳，这太可怕了！"林夏夏害怕地说。

"可这好像是唯一的办法了，阿正不是跳下去的吗？他也没摔死呀！"小茯苓说。

"可是，小茯苓，人家阿正会法术呀！我们却是一帮不懂法术的小孩！"田小七这一次也不同意。

"这样吧，我跳下去，你们等着我。我如果没事，你们就跳，好不好？"小茯苓女汉子的潜质突然爆发，她不想等待了，决定豁出去试一试。

"这个行吗？咱们没有研究过，没有调查过。再说阿正哥是不是用法术飞上来的呢？"没等田小七说完话，小茯苓就一跃跳了下去，伴随着林夏夏的惊叫声。

小茯苓只听见耳边呼呼的声音，她有些害怕，闭上了眼睛。但是突然感觉脚底有什么东西稳稳地接住了她，又把她往空中猛地一送，她在空中飞了起来，飞着飞着，只觉一双手猛地把她拉了过去。

小茯苓这才敢睁开眼睛，原来是阿正，"你怎么在这里!?"

"你怎么来的，我就怎么来的。"阿正笑了，露出一口洁白的牙齿。

田小七看着小茯苓顺利地飞了起来，他放心了，对林夏夏说："小茯苓肯定不会法术。所以，夏夏，我们跳下去应该没事。我掩护你，你先跳。"

林夏夏内心矛盾了，她不想跳，可等田小七跳走了，这黑漆漆的洞里就只剩下她一个人，那岂不太可怕了。

"算了，我跳吧，你接着跳。"田小七看出林夏夏的犹豫，他装着要跳。

"不，一起跳吧。"林夏夏的大眼睛里含着眼泪。

"好！"田小七其实也是害怕的，他拉着林夏夏的手，鼓足勇气，跳了下去，和阿正、小茯苓一样，他们也顺利地来到了塔顶。

"没事呀！"田小七欣喜地说。

"所以任何事情都要在合理分析的前提下，大胆尝试。"小茯苓冷不丁讲了一个道理。

"你怎么像咱们的班主任刘老师？"田小七说。

阿正见人齐了，带着大家走过一条狭窄的楼梯，走入一个房间，好像是尽头了，但却什么也没有。

"什么都没有，那个大妖怪呢？"田小七问。

"我也不知道，找找吧。"阿正说道。"这个房间很大，大家散开四处寻找，是不是哪里还藏着什么开关？"

"进入这个房间之后，我怎么感觉喘不过气来。"田小七擦着汗说。

"是不是头晕，身上没有力气，恶心，还有一点想吐？"阿正问。

"嗯，就像中暑的感觉。上次我中暑了，就是这种感觉。"田小七说。

小茯苓却没有说话，她仍在仔细地找着，她的汗水顺着脖子流下来。她认真地摸着墙，机关会不会在墙上？突然，有一块墙的温度和别的地方不一样，摸起来热热的。

她蹲下身子，摸着这面墙，突然感觉有个地方似乎有些突出，她使劲一按，一个圆盘缓缓地送出来了，上面写着一些文字。

大家凑近一看，上面却写着八味中药的名字，分别是：滑石、藿香、麻黄、桂枝、人参、附子、当归、大黄，每一味中药下面都有一个按钮。

小茯苓伸手要去试试按钮，阿正却用手拉住了小茯苓，"想好了再按，只能按一次，上面写着：一旦按错，万劫不复。"

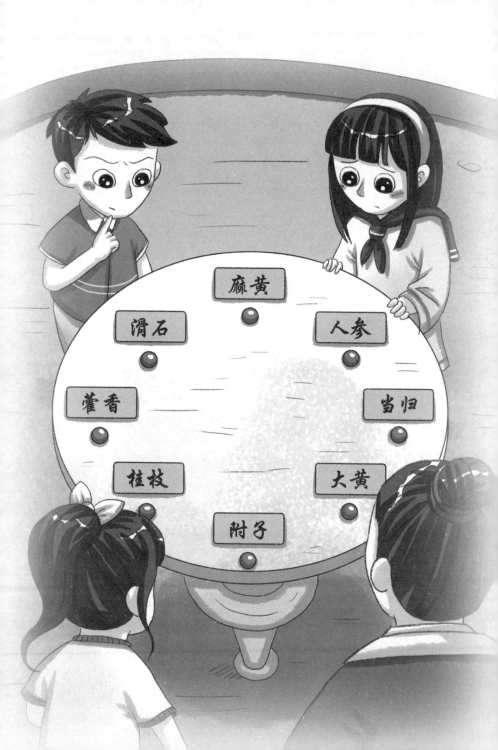

暑邪现身

"啊！那一定要小心。"田小七看着这些中药说，是不是需要找出一味与众不同的中药？可他也不知道这八味中药有什么不同？

"让我想想，我爸爸给我讲过一些。"小茯苓努力定下心来，一味一味地思考着，突然她说："我知道了！"

"说说看！"田小七好奇地问。

"这个塔叫暑塔，里面藏着暑邪，我想应该要选一味解暑的中药，而滑石是这其中唯一能解暑的中药。"小茯苓说。

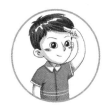

滑石

属于利尿通淋药物，具有利尿通淋、清热解暑，可以治疗热淋、石淋、尿热涩痛，以及暑湿、湿温，滑石还是解暑药六一散的重要组成药物。滑石粉可以做成痱子粉，外用治疗痱子。

　　说完，小茯苓按了一下滑石下面的按钮，只见这面墙轰隆隆地打开了，里面竟然藏着一个暗室。

　　暗室里光线非常昏暗，一股又热又潮的空气袭来。

　　"里面有人吗？"田小七问道。

　　"我没猜错的话，暑邪应该藏在里面！"阿正回答说。

　　"那它藏在哪里？"小茯苓看了看暗室，却没有搜到暑邪的身影。

　　"走，进去看看。"阿正说完，走入了暗室。

　　"坏了，我头晕，有中暑的感觉。"田小七走入暗室之后，突然感到十分不适，就要瘫倒在地上。

　　小茯苓伸手去扶田小七，却感觉他身上很热，失声喊出来："天呀，小七发烧了！"

　　"他应该也是中暑了！"阿正回头看着田小七，说："咱们得快点找出暑邪！在这种情况下，小七撑不了多久！"

　　"好！"小茯苓明白阿正的话。

　　"我跟你一起找！"林夏夏跟着小茯苓开始寻找。

　　"我感觉它藏在暗室的这面墙上。"林夏夏指着一面墙说。

　　"为什么？"小茯苓问。

　　"第六感告诉我的！"林夏夏回答。

　　"第六感？！"小茯苓无奈地笑了，但没有放弃任何一个机会。她贴近墙面，感觉墙上有一股热气喷出来，顿觉一愣。

小茯苓仔细地看着墙面，突然发现一双瞪得圆圆的眼睛也盯着她，吓得她后退几步，大叫一声："天呀！这是什么？"

大家听到小茯苓的惊叫声，转过头来，只见一团雾气从墙里飘出来，渐渐化出一张脸，确切地说，是一张可怕的脸。接着出现了一个身子和四肢，这个怪物全身红彤彤的，不断滴着水，笼罩在一团雾气中。

"这个怪物，是不是暑邪？"林夏夏已经吓坏了，她躲到阿正身后问。

"是它！"阿正做好了准备。

暑邪可怕的脸上有一双瞪得圆圆的眼睛，有一个喘着粗气的圆鼻头，还有一张喷着雾气的血盆大口。

吓得小茯苓连退几步，退到阿正身边，悄声问："我怎么没看到闸呢？还有那个关暑邪的门？"

"你们看！刚才暑邪使了法术，变出一面墙，现在它现身了，墙也消失了。关暑邪的门就在它后面，而闸就在一边。这次距离太近，比较危险，我引它进入。"阿正低声回答。

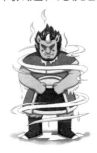

暑邪

暑邪常在暑季作乱，擅长耗伤人的力气和津液。人们被暑邪所伤，就会感觉心烦，身上没有力气，口渴，就如夏天中暑的感觉。在长夏季节，暑邪会带着湿邪一起侵害人体，出现恶心、呕吐等症状。

破坏指数：★★★，能喷出雾气、吐出云团。

小茯苓转头一看，顺着阿正指的方向，一扇门和一个闸映入眼帘。

却见阿正飞身到了暑邪左边，大声说："弟弟把你们全部放了出来，这次我要把你们全部关起来！"

暑邪只是瞪着眼睛，却没有说话，只是转过头，冲着阿正喷出了一股雾气。这股雾气又浓又密，化作一个妖怪，咆哮着，眼看要将阿正吞噬。

阿正却从背包中抽出一根棍子，劈向那股雾气，只见棍到之处，雾气被打散开来，再无伤人之力，分别散去。

暑邪看到这里，很愤怒，再次张开大嘴，吐出一个云团。

只见这个云团在空中盘旋着，雷电交加，立刻下起了瓢泼大雨。大雨形成洪水，冲阿正他们直冲过来。

阿正将手中棍子放在脚下，拉着田小七站上去，对小茯苓和林夏夏喊："快上来！"

"这么细的棍子，怎么能站这么多人？"林夏夏觉得不可思议。

小茯苓管不了那么多了，她一咬牙，拽起林夏夏跳上棍子。

说来也奇怪，看起来很细的棍子，在小茯苓和林夏夏上去之后，却变得无比粗大，几个人站得非常稳。

洪水袭来，遇到那根棍子，竟也伤害不了人，只是将阿正和伙伴们推向暑邪。

暑邪见他们过来，张开大嘴，准备一口吞下去。

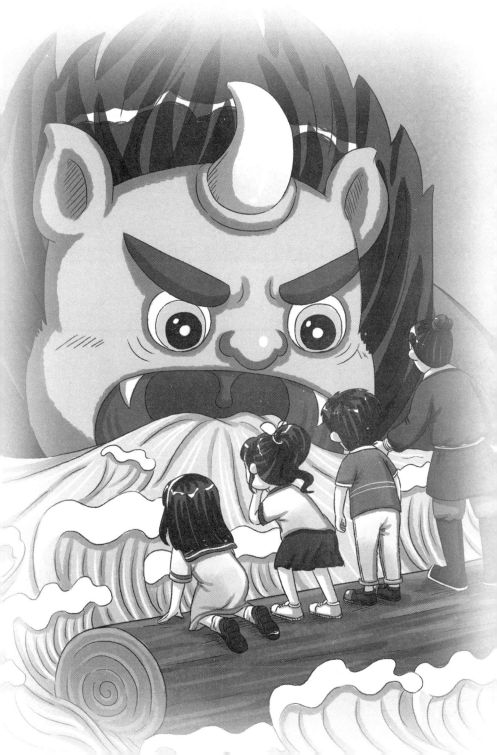

暑塔里的预言

正在这时，小茯苓瞅准机会，将手中清暑益气丸向暑邪张开的大嘴中用力扔去。"你那么爱吐垃圾，我送给你个药丸吃！治治你这个毛病！"

暑邪不留神吞下了清暑益气丸，后悔不已，想吐出来，但是却早已咽了下去，刹那间失去了法力，洪水骤然停止，突然消失。

暑邪伸出手，竟想用手抠出药来。

阿正趁其不备，飞起身来，一脚将暑邪踢到了洞里。

小茯苓已在闸门开关处等待，趁机按下了按钮，闸门缓缓落下，将暑邪关在其中。

随后阿正用一张封条将暑邪封入洞中。

随着塔暑邪被封，暑塔也同寒塔一样，由一座满目疮痍的旧塔，也变成了崭新的、光彩夺目的新塔。

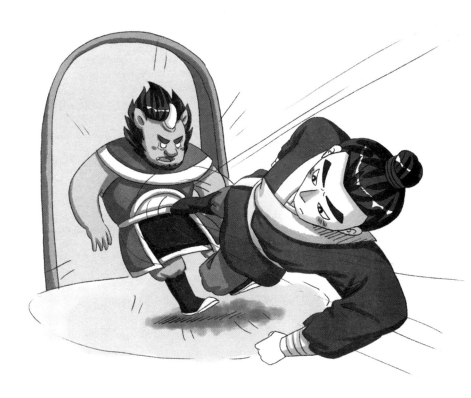

　　阿正点燃了第二个塔灯，随着光明的到来，阿正看清楚塔灯上写着一句话，是令人迷惑的一句话："最可怕的敌人在你心里！"阿正不知道这句话到底是什么意思。

　　阿正返回身来，迎接他的是三个小手掌，与他一一拍击，欢庆胜利的到来。

　　"你恢复了？"阿正看到田小七也精神奕奕。

　　"是不是咱们打败了暑邪，小七身上的暑气就消失了？"

小茯苓问。

"应该是！走吧！和毛毛一起到下一座塔里去。"阿正开心地说。

"还有一件事，我得去找你弟弟。"小茯苓突然想起阿正的弟弟还被她用网关着呢。

但是，大家到了大厅，却惊奇地发现白衣少年早已不知所踪，小茯苓一摸，网又回到了她的包里。

"先别管他了，我们快去找毛毛，去下一座塔里吧！"小茯苓提议。

暑塔的顺利探险，使得大家急不可耐地想进入下一座塔，谁也没有料到意想不到的事情正悄悄地等待着他们。

大家走出塔外，暑塔的华丽与周围的荒凉形成鲜明的对比，毛毛也仿佛消失在了这个荒漠上。

大家纷纷喊着："毛毛！毛毛！"可声音到了荒漠上，却也消失得无影无踪。

毛毛去了哪里？白衣少年又是怎样跑掉的？他又去了哪里？

再见到慧爷，他们还没张口，慧爷却突然笑了。

"您为什么笑呢？"小茯苓问。

"我的笑有好多种意思呢！你们猜猜。"慧爷的语气永远是不紧不慢。

"我们又点燃了一盏塔灯！"田小七沮丧地说，"但毛毛不见了！"

"还有那个坏人跑了！"小莜苓垂头丧气地说。

慧爷只是摇头，"坏人跑了可以抓回来，朋友不见了可以找回来。继续前行，必然有所收获。"

"我明白了，您的意思是我们要一直走下去，说不定在下一座塔里就能找到毛毛？"小莜苓一拍脑门。

"我可没这样说。"慧爷依旧笑着。

"那您为什么笑？是不是我们学会了动脑子？"小莜苓问。

慧爷点点头，说："是的，我从一开始就告诉你们，要依靠自己。现在看来，你们打败了寒邪和暑邪，学会了依靠自己。以后你们会越来越强大，我给你们提供的帮助将会越来越少。"

慧爷接着说："下一座塔被火邪控制着，火邪很厉害，它会喷出火焰，会烧伤你们。但是还有比这更可怕的！"

"那是什么？"小伙伴们惊呆了，究竟是什么比灼人的火焰还要可怕。

营救毛毛

　　"比控制身体更可怕的，是控制内心。也就是说，你们要和火邪展开一番恶斗，看谁的控制力要强一些。如果失败了……"慧爷故意没有说完，但这次大家都明白了慧爷的话，都明白失败的后果很严重。

　　"慧爷，这次是不是也带一点中药？"小茯苓问。

　　"自己选！"慧爷说完，按了一下书橱上的一个按钮，两个大书橱打开了，中间居然藏着一个巨大的药柜，就像中药房的药抽屉，上面标着不同的名字。

　　慧爷不再说话了，他又开始喝茶了，目光也移到一本打开的书上。

　　"对付火邪用什么中药？"田小七问，作为学霸，第一次了解到自己还有很多不了解的知识领域。

"我想想，我爸爸喜欢用几味中药，比如石膏、知母等，还有黄芩、黄连和黄柏等，爸爸说这些都是非常寒凉的中药。"小茯苓开始回忆爸爸的用药。"还有大黄，爸爸说可以让身体的火随大便泻出去。"

"黄连我知道，非常苦的中药，有句俗话说：哑巴吃黄连，有苦说不出。"田小七说。

阿正点点头，说："这些都是能对抗火邪的中药。但是最可怕的是，我们要与火邪较量控制力。"

走过暑塔，便到了火塔，塔上张扬地刻着一个"火"字，透射出一束束金色的光芒，仿佛是一团火焰在燃烧。走近塔的时候，大家不约而同地感觉到一股热气袭来。

小茯苓伸手去推门，手刚碰到门把，接着就缩了回来，"啊！这么烫！"

阿正走上前，略施法力，门缓缓打

石膏

属于清热泻火药，是对抗热邪的药物，具有清热泻火、除烦止渴的作用，可以治疗温热病气分实热证，以及肺热喘咳证，胃火、牙痛、头痛、消渴证。

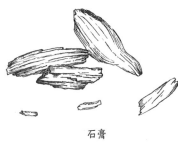

石膏

知母

属于清热泻火药，知母除了清热泻火，还具有养阴润燥的作用，可以治疗肺热燥咳、骨蒸潮热、内热消渴、肠燥便秘等阴虚证。

开了，"进去吧。"

"阿正哥，我发现你的法力好像恢复了！刚才在暑塔的时候就发现了。"田小七说。

"是的，我的法力正在逐渐恢复。其实，如果我的法力没有受损的话，对我来说，打败六个塔邪，开启六个塔灯并不在话下。"阿正接着田小七的话说。

"那是！但正是你的法力受损了，我们才能跟着练练兵。"田小七说。

"但是阿正哥，你说毛毛会在塔里吗？"小茯苓问。

"我也不知道，但是他应该和我弟弟在一起。如果他在火塔里，毛毛一定也在。"阿正说。

"我和林夏夏走在前面，我们两人好像阳气不太充足，比较耐热。阿正哥和小七走在后面。"小茯苓建议说，阿正点点头。

但开门的瞬间，塔里刹那间好像被点燃了，大家更加明显地感受到一股股热浪袭来。

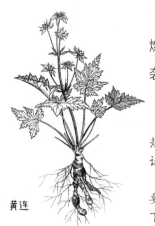
黄连

黄芩、黄连、黄柏

属于清热燥湿药，均具有清热燥湿、清热泻火、清热解毒的功效，都可以治疗湿热证和热证，以及痈肿疮毒等热毒证。

黄芩主要治疗身体上部的热证；黄连主要治疗身体中部的热证；黄柏主要治疗身体下部的热证。

进了塔，大家才恍然大悟这股灼人的热浪从何而来。只见塔里的墙面布满了火焰，地上也有一些散在的火焰。

"大家千万别乱走，别踩上火，在火塔里行走也有规律。"阿正说。

"你不是只了解寒塔吗？你不是对其他的塔一点都不了解了吗？"田小七问。

"但慧爷曾经告诉过我，在火塔里有个秘密。走路要跟着歌诀走。现在跟着我走，左三右四，步子大小也要跟我一致，否则就会乱了阵脚，踩到火上。"

"就会引火烧身！"小茯苓吐了吐舌头。

林夏夏吓坏了，她紧紧地跟在小茯苓身后，跟着小茯苓的步伐，亦步亦趋，不敢走错一步。

几个人跟着阿正口中念着口诀，一步步走着，小心翼翼地走到了第一道门前，只见上面写着"热门"，小茯苓被烫了一次，这次看到门上的字，再也不敢贸然摸门把了。

阿正走到门前，口中默念了一会，"热门"居然缓缓打开了。

走进热门，大家惊呆了，这里面到处是火，地上也布满了火，已经无路可走，成为一片火海。更加可怕的是，空中吊着一个大玻璃瓶，大家仔细一看，玻璃瓶里居然是毛毛，但毛毛紧闭着双眼，看上去已经失去了意识。

"是毛毛！他会不会死了？这样不会把他烤死了吗？"小

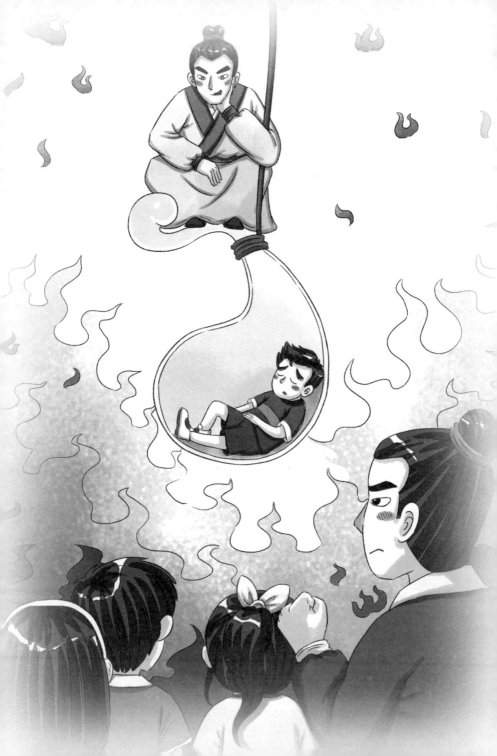

茯苓满含恐惧地问。

"暂时不会，我弟弟不会伤害他。你们不认识这个瓶子，这个叫御热宝瓶，是我弟弟的宝贝之一，在里面根本感觉不到外面的炎热。"阿正的话让大家稍稍放了心。

"可是，这是不是意味着你弟弟也在附近？"小茯苓问。

"这是谁想我了？"只听见一声怪叫，嗖的一声，从塔顶上跳下来一个人，落在了宝瓶上，是阿正的弟弟——白衣少年。

"给你们一个选择的机会！你们是继续闯关？还是救你们的朋友？"白衣少年问。

"我们既要闯关，也不会放弃自己的朋友。"阿正回答。

"如果你们继续闯关，这个瓶子大概可以坚持一个时辰，现在我已经花了半个时辰等你们来，也就是还有半个时辰，而半个时辰你们根本找不到火邪。"白衣少年得意扬扬地说。

"我们先救朋友！"小茯苓说。

"先救朋友！够义气！"白衣少年说，"那么你们就放弃了打败火邪了。"

"为什么？"小茯苓不解地问。

"因为过了热门，就必须在半个时辰内进入火门，否则……"白衣少年卖了一个关子。

"否则什么？"阿正问。

"否则会发生一件有意思的事情。"白衣少年狂笑着说。

"他吓唬我们吧？他说的什么意思？"田小七问阿正。

"他说的是真话，热门和火门之间确实有时间的限制，如果超过时间，两扇门将同时紧锁，将这里变成一个密闭的火炉，可以融化任何物体。"阿正严肃地说。

"任何物体！"小茯苓颤抖了一下。

"那我们半个时辰能救出毛毛，又通过火海吗？"田小七问。

"一般不大可能，我打败我弟弟需要一段时间，我要把你们每个人送过火海，送到火门，并且你们也不是防火材料做的，我需要对你们每个人先施法术才行，这些时间加起来都超过一个时辰了。"阿正有些为难地说。

"我们可以分头行动。"小茯苓说。

"但这个塔和其他塔不同，如果我不保护你们，你们将寸步难行！"阿正说。

"这不一定，阿正哥！"小茯苓突然说。

小茯苓的法宝

"阿正哥，我们可以靠自己！"小茯苓说。

"靠自己，你也看到了，这里是一片火海！"阿正不相信小茯苓的话。

"阿正哥，你看我手里有什么？"小茯苓拿出了一个罩，好像是草编的，看上去并无稀奇之处。

"这是个什么东西？"阿正并不认识。

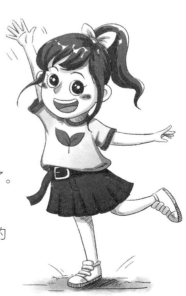

"这个东西能避火。"小茯苓笑了。

阿正突然认出了这个罩子，惊呆了，"你怎么拿到的这个能避火的神罩？"

"我从你弟弟身上偷来的。"小茯苓狡黠地一笑。"我们继续往里面闯，你去救出毛毛。"

阿正看着这几个原本依赖自己的小孩，现在可以依靠他们自己了，感觉他们突然长大了。

"你们说什么呢？"白衣少年冷眼看着他们，不知道他们在商量什么，不敢贸然出手。

"商量怎么打你！"小茯苓说完，将她的宝贝球冲着白衣少年抛出去。

这次白衣少年却躲开了，他笑着说："就你这老把戏，顶多打我两次，第三次就打不到我了。"

小茯苓的宝贝球没有打到白衣少年，却径直回到了她手中。

突然，阿正拿出一个回旋镖，直冲白衣少年飞出去。

白衣少年看到回旋镖，下意识地躲了一下，回旋镖打在毛毛的绑绳上，绳子断了，瓶子掉了下来。

阿正飞身出去，挥起棍子，将瓶子打得粉碎，这个瓶子竟与普通瓶子不同，碎片在空中消失得无影无踪。阿正则一把接住了毛毛。

白衣少年见宝瓶被毁，恼羞成怒，返身回来，抽出囊中宝剑，一下刺向阿正。

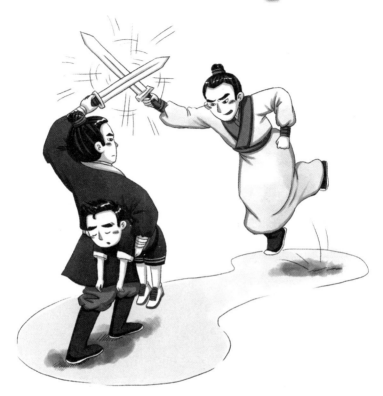

　　阿正将毛毛抱起来，从怀里抽出一把剑，与白衣少年拼斗起来，两人的刀剑拼斗之处，竟形成一个银光闪闪的白团。

　　阿正越战越勇，白衣少年惊奇地发现阿正居然恢复了大半功力，心中顿生怯意，一个不留神，被阿正迎头劈来。吓得白衣少年飞身一躲，再无战意，一跃消失在众人眼中。

　　白衣少年走了，小茯苓将手中的神罩抛到空中，变得越来越大，变成一个巨大的罩子，笼罩在大家身上。

"进来吧！可以防火！"小茯苓喊道。

"这个东西居然可以防火？"林夏夏突然看到一个巨大的草罩，不敢相信这就是可以防火的神器。

"我有个问题，它防火的原理究竟是什么……"田小七的话没说完，就被小茯苓拽入了这个罩子。

阿正背着毛毛跑入罩子，林夏夏也跟着走进来。小茯苓念了什么，罩子竟然变成飞碟一样的东西，带着大家飞过火海，飞到了另一个门前。

罩子打开，大家非常惊讶，火海和热门已经被抛在脑后，到了另一扇门前，门上写着"火门"。

"什么叫火门？"小茯苓问。

"就是更加热了！咱们不是常说，这天气太热了，就像下了火。"田小七回答。

阿正也接着说："这就是慧爷说的火门，大家可要小心了！"

正说着话，令人奇怪的事情发生了，火门自己打开了，好像有什么人，有什么事情在悄悄地等待着他们一样。

火邪的阴谋

进入火门之后，里面不但没有妖邪，而且空无一物。

"这会不会像我们以往所经历的那样，有什么隐藏的机关？"小茯苓有了前几次的经验，若有所思地说。

"那个火邪是不是藏在了什么地方？准备突然跳出来吓我们一跳？"田小七也问。

虽然面对的地方空空的，但小伙伴们都知道不会这么简单，没准火邪会突然从什么角落跳出来。所以大家仍旧提着心、吊着胆，小心翼翼地寻找着火邪。

"热死我了！快给我买雪糕吃！"这时候突然传来一个声音，把大家吓了一跳。顺着声音望去，原来是毛毛在说话，他趴在阿正背上，头上还有密密麻麻的汗珠，眼睛还没睁开，就先想到吃雪糕了。

　　"这里哪有雪糕呀！毛毛，你醒了？"田小七看到毛毛醒了，高兴地跑上前去，摇了摇他。

　　毛毛睁开眼睛，看了看四周，叹了口气："唉，我刚才梦见和妈妈一起逛街呢，天气很热，让我妈妈买雪糕去。可雪糕还没买呢，就醒了，又回来了，唉！"

　　"没事，毛毛，咱们出去以后，我请你吃冰激凌。"小茯苓说。

　　"你以为我们还能出去吗？"毛毛皱着眉头说。"我很后悔，真不该跟你来这个破地方！"

　　"我也后悔死了！"田小七叹了口气。

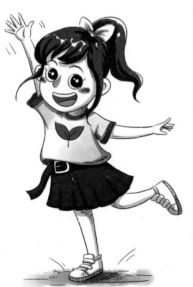

　　"我都好多天没吃到可口的饭菜了，还经常遇险！当时真不该听小茯苓的话。"毛毛跟着也叹了口气。

　　"我又没逼你们跟着我！"小茯苓冷不防听到这些话，心里也不好受，也很生气，她把头歪向一边。

　　"可要不是因为你，我们能来到这个奇怪的世界吗？要不是因为你，你爸爸能失踪吗？一切都因为你！"田小七和往常不一样，一点也不让着小茯苓。

"我要走，我不想跟着小茯苓了。跟着她真倒霉！"毛毛从阿正的背上跳下来。

这话戳到了小茯苓的痛处，她听了眼泪不由得掉了下来。她瞪着眼睛望着田小七，开始口不择言："你是学霸，你厉害！你有本事带我们出去呀！为什么一遇到事情你就往后退，一点也不像男子汉！"说完，又转向毛毛，"还有你，也不是省油的灯，经常出乱子，带着你才麻烦呢！"

林夏夏被吓坏了，她赶忙把小茯苓拉到身边，说："你说什么呢？你怎么啦？"

小茯苓大颗大颗的泪珠顺着面颊流下来，她涨红了脸，对田小七说："我又没逼着你冒险，也没逼着你找我爸爸！你有本事走就行！"

看到小茯苓哭起来，田小七却没有任何收敛，继续嚷："我马上就走，早就不想跟着你们混了，都不一定能走出这个地方呢！刚离开那个奇怪的世界，又来到这个诡异的地方，越来越倒霉！我走！"说完，一甩手，就要往回走。

"走就走！谁在乎！"小茯苓哼了一声。

"你想干什么！"田小七的眼睛里突然闪出凶光，把林夏夏吓坏了。

"怎么办？阿正哥？"林夏夏急坏了，不知道该劝说小茯苓，还是拉着田小七。

阿正什么也没说，从口袋里掏出个小瓶子，倒出三个药丸，一一塞入了小茯苓、田小七和毛毛的口中，接着将水瓶子对着三个人，猛地给他们灌了几口水，逼他们将药丸咽了下去。

小茯苓、田小七和毛毛猛地被喂了药丸，都愣住了。过了好一会，突然醒过来，说："怎么啦？我怎么啦？给我吃的是什么？"

"给你们吃药呢！你们刚才吵架呢！你们都不记得了？"林夏夏惊讶地问。

"你说什么，我们吵架，我没和他们吵架呀！我一个女孩，怎么会和别人吵架？"小茯苓一脸无辜地说，和刚才的她判若两人。

"我和小茯苓吵架了？我怎么会和女孩子吵架呢？"田小七也恢复了常态，变成了一个温文尔雅的小男孩，他觉得林夏夏说得不靠谱。

"我也不会和女孩吵架，太没风度了。虽说小茯苓不太像个女孩子。"恢复常态的毛毛也撇撇嘴，他整理了一下衣服，好像刚才吵架的不是他。

"确实是你们三个人吵架呢！还差点打起来！"阿正说，"但你们应该不记得了，这是火邪捣鬼了！"

"它都没出现，怎么捣鬼？"小茯苓感觉不可思议的事情太多了，阿正说的好像是天方夜谭。

"这是火邪引动了你们的心火，你们才会感到莫名的心烦，看什么事情都不顺眼，所以才会和小茯苓吵架。"阿正看了看田小七和毛毛说，"至于小茯苓，你是被引动了肝火，所以脾气暴躁，一下就发怒了。"

"你们刚才变得很可怕！"林夏夏心有余悸地说。

"是不是我们刚才都失去了定力，变成了几个可怕的人？"田小七问。

"是的，人在这种情况下，会变得情绪异常，说出的话、做出的事情都欠考虑。"阿正说。

"所以冲动是魔鬼呀！"田小七感叹道。

"那为什么就我们三个吵，夏夏没有参与吵架？"小茯苓还是不明白。

"因为每个人都不一样。"阿正说出了一句似曾相识的话，"小茯苓和田小七之所以变成那样，除了有火邪的引诱，他们

心火
又叫热扰心神，或处于炎热的环境，或机体内热，人会出现心烦的表现。
肝火
同样，肝火炽盛的时候人会出现急躁易怒的表现。

自身也存在一定的问题,所以才会失去定力。如果我们不阻止,轻者会恶语相加,重者会自相残杀。"阿正的话听起来很可怕。

"人失去控制力之后真的很可怕。还有可能是因为我们都属于爱着急、爱生气的那一类人。"小茯苓看了一圈,总结道。

突然,一阵阴森恐怖的笑声传来,"小毛孩,还学会分析问题了!既然来了,咱们就开始较量较量吧!"

全力进攻

大家回头一看，吓得倒退了几步，只见一个红彤彤的火巨人站在后面，身上燃着一颗颗火苗，冒着火，慢慢朝他们走来，口中随时吐出火焰，让人顿生畏意。

"这就是火邪，让你们失去定力的火邪，千万不要望着它的眼睛，它的眼睛很可怕；也不要对着它的嘴，它会随时喷出火焰，瞬间把你点燃。"阿正小声提醒大家，但阿正的提醒也让大家感到不寒而栗。

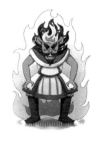

火邪

火邪和暑邪一样，都是阳邪，都可以耗伤人的力气和津液，不但如此，还可以扰动人的心神，产生心火使人心烦、易怒、暴躁，也可以引起惊风或引起各种出血。

破坏指数：★★★★，眼睛会扰动人的心神，口中会吐出火焰，乃全火墙，产生高温，焚化一切。

　　小茯苓惊呆了，她不由得抬头看了一眼火邪，却正好与火邪对视了。小茯苓心想坏了，想赶快移走视线，但却已经无法移开了。

　　火邪有一双可怕的眼睛，它的瞳孔很深邃，好像有一团火在转圈，越转越快，越转越大，中间变出一扇门。门被推开了，一个人走了出来，是爸爸！

　　爸爸张开臂膀，想要拥抱小茯苓！

　　小茯苓见到爸爸，激动极了，她太想爸爸了，她往前跑着，冲向爸爸的怀抱。

　　突然，一根藤条缠住了她的胳膊，她怎么也挣脱不开，回头一看，后面居然出现了几棵树精，张牙舞爪地伸出各种藤条，要将她抓回。

　　大家抓住小茯苓，但小茯苓挣扎着，喊叫着。小伙伴们看到小茯苓的样子，都惊呆了。

　　阿正见状，抛出一个冰球，只见冰球遇到高温，在空中爆裂，散发出无数冰霜，遇到炽热的空气迅速融化。虽然对火邪并没有造成伤害，但是也吓了它一跳。

　　火邪的眼睛恢复了原态，小茯苓突然发现爸爸消失了，树精和藤条也消失了。

　　趁此机会，阿正带着大家躲到火门之后，"火邪不敢贸然出来，它只敢在火门之内。"

"哪里捡来的冰球？"毛毛问。

"在寒塔里捡的，虽然没伤害它，但是吓它一跳！打断了它的魔法！"阿正说。

"小茯苓，你刚才怎么啦？"林夏夏害怕地问。

"我刚才看到我爸爸了！可他突然消失了！"小茯苓又着急了。

"一切都是火邪的法术，让你产生了幻觉！"阿正的话像一盆凉水。

"要不是阿正哥，你早就被火邪吞掉了！"田小七的话让小茯苓后怕不已。

"慧爷说万物都有弱点，那它有弱点吗？"田小七问，"我们可以把石膏投到它嘴里吗？"

"这个对火邪不管用，因为它嘴里的温度可以达到一千多度，钢铁都能被融化掉，所以石膏投入之后还没发生作用，就瞬间消失了。"阿正说。

"但在它的头后方，大概风池穴的位置，有一个洞，这是它的弱点，把寒凉的石膏放入它的风池穴里，它便会暂时失去意识，自然也没有攻击能力了，这也是我们将它关起来的最好时机。"阿正说，"但是我们必须有人引开火邪，有人潜到它的身后，需要非常小心，因为火邪的感觉非常灵敏，它能感受到身边任何的变化。"

"也就是说我们的动作必须要快！"田小七说。

"还要狠、准、稳。"阿正说。

"还是我去引开火邪。"毛毛经常干这事，感觉熟门熟路了。

"不行，太危险了，你虽然动作快，但是火邪的动作也很快，这次还是由我去引开火邪。"阿正不想让毛毛再冒险了。

"但是我们谁能把石膏放入火邪的风池穴里呢？"小茯苓突然问。

"好像也只有我能做得到！"阿正无奈地说。

"所以我们是一个团队。我和毛毛、田小七一起去引开火邪，让它把精力集中在我们身上。"小茯苓提出建议。

"要不，我也去？"林夏夏鼓足勇气说。

"下一次吧，夏夏。这一次有更重要的任务等着你。"小茯苓笑着说。

三个伙伴跑入定门，分别站在三个方向。

小茯苓掏出她的宝贝球，直冲火邪飞过去，火邪看见飞过来的球直冲口中，竟然没有留神，一口吞了下去。

这个球在火邪肚子里遇到高温，急速膨胀，炸裂开来。

火邪顿觉五脏六腑都被翻腾起来，它抓着自己的前胸，变得无比烦躁，着急地去找几个小毛孩，但是却看不到他们的踪影。

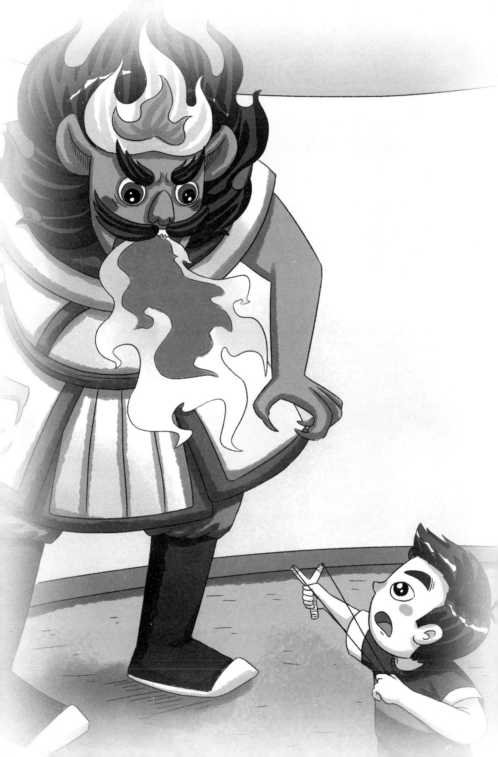

突然一个声音喊起来：“大怪物，来抓我！”

火邪转头一看，一个小男孩站在洞口，于是一口火焰喷吐过去，却见小男孩一闪就消失在洞里了。火邪迟疑了一下，却感觉头又被重重地砸了一下，那个小男孩竟然拿了一个弹弓冲自己连连放弹。

火邪完全被激怒了，突然变得巨大无比，它咆哮着，口中不断吐出可怕的火焰。

消失的朋友

"它怎么还长个了？"毛毛问。

"我也不知道，这是它新增的本事。是不是被咱们激怒了！"阿正看着火巨人，也是吓了一跳。

"那你还能跳到它头上吗？"田小七担心阿正。

"真不一定了，我尽力试试。"阿正说。

"快跑！它过来了！"小茯苓突然大喊道。

阿正抬头一看，火邪不再喷火焰，而是向他们走来，鼓着嘴，肚子变得越来越大。

"它为什么不吐火焰了？"毛毛问。

"这是它在准备最厉害的法术——火墙，当火墙喷出的时候，只要被烧到，就会顷刻化为灰烬。"阿正望着火邪，眼中突然出现了一丝恐惧。

"啊，这么厉害，那赶紧跑吧！"毛毛撒腿就要跑。

"咱们不一定能跑得过它。"阿正的话没说完，只见火邪的肚子变得巨大，突然火邪的嘴巴大张，一股巨大的火焰喷射而出，形成了一面火焰墙，快速向大家袭击过来。

"这么高的火墙！"毛毛惊呆了。

"分散两边，快跑！"阿正拉起田小七向一边跑去。

小茯苓见状，和毛毛一起拉着林夏夏向另一边跑去。

火邪见状，突然将火墙改变了方向，直冲小茯苓他们移去。

小茯苓他们拼命跑着，突然前方出现了一个深渊，吓得小茯苓拼命拽住了毛毛和林夏夏。

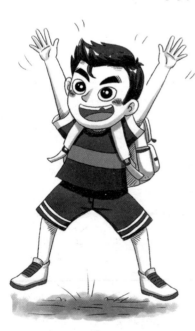

"干吗？"毛毛问。

"前方有深渊！"小茯苓大声喊道。

小茯苓说完，直觉后背一片炽热，回头一看，却见那个巨大的火墙离自己越来越近。

"怎么办？"小茯苓大声喊。

"我也不知道！"毛毛不知所措地说。

"咱们跳下去吧！"小茯苓提

出一个不是特别好的建议。

"我不跳，太可怕了！跳下去不就摔死了吗？"林夏夏的脸都吓白了。

"不跳的话，就会被火墙烧死。这个未知世界的深渊，不一定是真的深渊，可能是通到某个神秘世界的黑洞！"小茯苓着急地说。

"小茯苓说得对，跳下去可能还有命，但不跳就活不成了。咱们快跳吧！"毛毛赞同地说。

林夏夏回头看了一眼巨大的、逐步逼近的火墙，害怕极了，不由得点点头。

小茯苓一跺脚，心一横，拉着毛毛、林夏夏一起跳入了深渊。

再说，火邪见几个小伙伴跳入了深渊，想调转火墙方向，去袭击阿正和田小七。突然感觉到来自头顶的阵阵寒凉，顷刻间一阵寒冷贯彻全身，直到脚底。身体竟然被这阵寒冷袭击，一时间无法动弹，呆立在那里。

原来，阿正趁火邪一心袭击小茯苓他们时，偷偷跟在了后面。瞅准机会，抽出云门法棍，口中念念有词，然后一个飞跃，站在上面。

只见云门法棍越变越高，竟与火邪一般巨大，阿正快速将

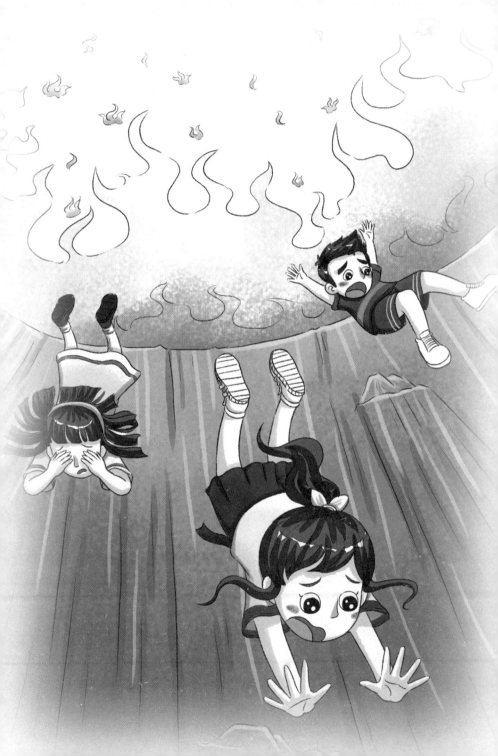

全部石膏放入了火邪的风池穴内，将火邪定在那里。

见此情况，阿正收回云门法棍，在空中一闪，抡起一棍，将火邪打入洞内，接着关闭了闸门，贴上了封条，打开了塔灯。

塔灯亮了起来，同时也照出了四个隽（jùn）秀的小字，整齐地刻在底座上。

阿正小声念出来："物极必反！"这又是什么意思？难道是一种预言？还是一种警告？

"又解决一个！"田小七擦了一把汗。

"他们呢？"阿正突然想起这事，心中一紧。

"咱们快去找找。"田小七说道。

阿正和田小七寻到深渊旁边，却发现几个人都不见了踪影。

"刚才隔着火墙看不到他们，他们是不是跳入了深渊？"田小七问。

"你看，这里有他们走过和停留的脚印，一直到深渊，所以他们极有可能跳入了深渊。他们没有想到咱们会趁机偷袭火邪，加上担心被火墙袭击，所以没办法只得跳入深渊。"阿正看着地面分析道。

"那怎么办？他们会不会摔死？我们下去救他们吧！"田小七着急地说。

"不一定，我们这个世界的深渊不一定是深渊，有可能是时空上的黑洞。"阿正若有所思地说道。

"那你的意思是他们可能进入了另一个世界？"田小七问。

"很有可能。"阿正说道。

"那我们也跳进去，去找他们！"田小七说完就要往深渊中跳。

"不行！看起来是一个深渊，但是却包括很多时空黑洞。时间变了，你再跳进去，就可能进入另一个世界。"阿正拉住田小七。

"你的意思是，我们有可能跳入另一个黑洞，进入另一个世界？"田小七问。

阿正点点头，说："对，所以最好的办法，就是在这个世界等他们回来。"

"他们一定会回来吗？"田小七着急地问。

"不一定！"阿正的话听起来那么让人捉摸不透。

再说小茯苓几个人飞速向深渊下坠落着。

"我还没写遗书呢！"林夏夏哭喊着。

"我还没吃遍天下呢！"毛毛沮丧地喊，"那么多好吃的我都没吃过！"

"咱们不会死的！我有预感！"小茯苓喊着。

"为什么？"毛毛大声问。

　　"因为……"小茯苓的话还没说完，突然前方出现了一片
白光，非常刺眼，小伙伴们纷纷闭上了眼睛。

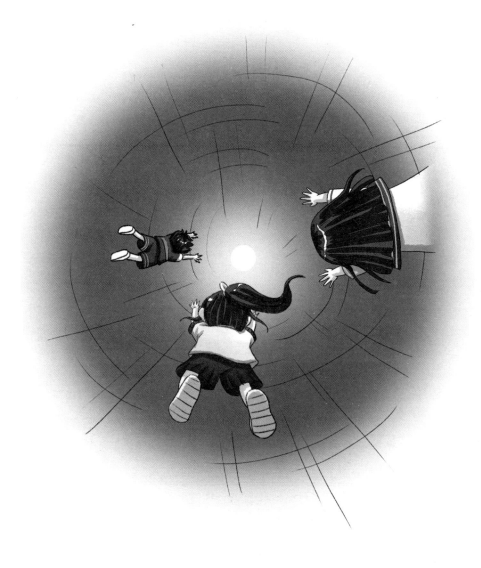

归来

"我浑身都疼，饿死了！这又到了什么鬼地方。"毛毛嘟囔着，当他睁开了眼睛，看到周围事物的时候，立刻变得非常激动。

他拼命地摇晃着小茯苓和林夏夏，"天呀！小茯苓！夏夏！你们快看，我们到哪里了！"

小茯苓和林夏夏被摇晃醒了，睁开眼睛，不由得惊叫一声："啊！我们回来了！"

"是的！我们回来了！这不是建新购物广场吗？"毛毛激动地站起来，看着这个熟悉而又陌生的世界。"我想念的红烧肉！我想念的海鲜！我想念的一切美食！我回来了！"

"我要回家看我妈妈和爸爸，他们肯定担心坏了！"林夏夏急切地说。

小茯苓也想起了什么，爬起来，拦住他们，说："等等！"

"为什么要等等？"毛毛问。

"我要回家！"林夏夏急出了眼泪。

"咱们还不能回去，因为田小七和爸爸还在另一个世界，我们要把他们找到，一起回来。"小茯苓缓慢而又坚定地说。

"可我妈妈肯定想我了，也担心坏了！"林夏夏抽泣着。

"我连一顿饱饭都没吃过。"毛毛摸了摸已经干瘪的肚子，原来摸上去都是圆滚滚的。

"那你们先回去吧！毛毛，夏夏，回去之后，先保密好吗？我自己去找他们，一定把他们带回来！"小茯苓坚定地说。

毛毛和林夏夏点点头。

小茯苓和他们一一抱了抱，自己往家里走了，她的身影看起来那么孤独，那么弱小。

毛毛和林夏夏看到小茯苓独自离开，心中也不太好受。他们互相看看，想说什么，但终究什么也没说，各自回家了。

小茯苓走到家门口，她也不知道如何回到那个世界。她只知道上次是通过梦进入的，这次是不是也可以通过梦进入？但是这次进入的世界一定是那里吗？她也不确定。

突然，门开了，妈妈耷拉着头，拿着垃圾，不经意瞟了一眼，突然看到眼前的小茯苓，手中的垃圾掉到了地上，一把把小茯苓搂在怀里，哭着说："宝贝！是你吗？你可回来了！妈妈想你！"

妈妈抱着小茯苓哭了一会，突然想起什么，"宝贝，你爸爸呢？"

小茯苓摇摇头，低下头。

"爸爸呢？你倒是说话呀！"妈妈急切地说。

"我也不知道，妈妈！爸爸在另一个世界！"小茯苓哭了。

"什么叫另一个世界？你们就是胡闹，我说了不让你们去！你们偏去！"妈妈哭着坐到地上。

"妈妈，我爸爸应该没事，但我不知道他在哪里？我一定回去把他找回来！"小茯苓说。

"你再也不能回去了！我不能再失去你了！"妈妈擦了擦眼泪，把小茯苓拉到屋里。

"你吃饭了吗？应该没吃，我给你做点饭。"妈妈念叨着，在厨房里忙开了。

这时候，传来了急促的敲门声。

"是不是那些人看到你了，问我要孩子？"妈妈紧张地跑过来，抱住小茯苓。

急促的敲门声再次响起。

"没事儿，妈妈！该来的总会来！我不怕！"小茯苓走到门口，把门打开了。

门口站着的却是毛毛和林夏夏，小茯苓问："你们不是回家了？"

　　"我本来想回家呢，可我爸爸妈妈看到我回来，肯定不会让我再出去了。等找到小七和你爸爸，我再回家吧！"林夏夏柔弱而坚定的声音听起来那么悦耳。

　　"我倒是想回家，让我妈妈做红烧肉，但是我一想，回了家就真的再也出不来了！"毛毛笑了，转头问小茯苓妈妈："阿姨，您会做红烧肉吗？我想红烧肉想得快疯了！"

　　"会做！会做！你们聊着，我给你们做饭去啊！"小茯苓的妈妈回答说，她被孩子们真挚的友谊感动了，悄悄擦了擦眼角的泪水，系上围裙，做饭去了。

黑洞再现

三个小伙伴吃饱了，躺在小茯苓古老的大床上。

"经历了这些，我真喜欢自己生活的世界。不过，知识确实重要呀，能救命呀！我以后一定好好学。"毛毛摸着肚子说。

"以后要多看书，我发现书里有解决各种问题的办法。"小茯苓说。

毛毛赞同地点点头。

"我特别想爸爸妈妈。"林夏夏的大眼睛盯着天花板。

"你们说小七怎么样了？我爸爸在哪里？"小茯苓被触动了，她不免为爸爸和好朋友担心。

"你们说，如果我们睡着了，会回到那个世界去吗？"毛毛看到小茯苓和林夏夏开始要伤心，连忙打岔。

"不知道，一切都难以预测啊！"小茯苓感慨道。

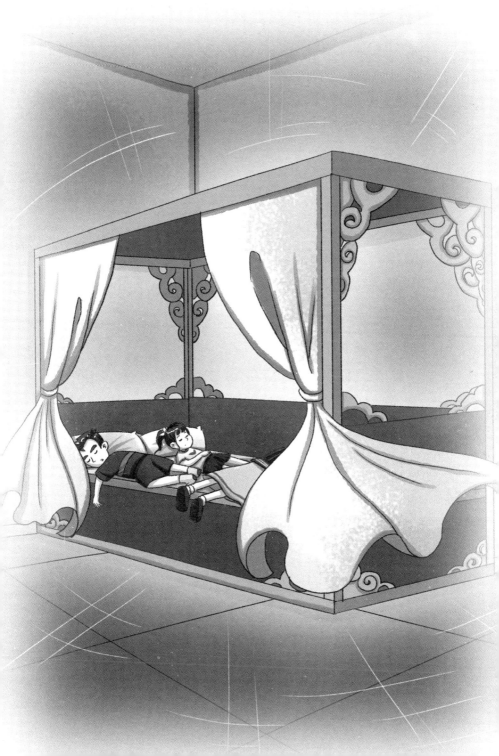

三个小伙伴谁也没有发现，那张古老的大床悄悄发出了神秘的光，在夜色中一闪一闪。

但小伙伴们却突然感到一阵困意袭来，不知不觉地睡着了。

不知道过了多久，小茯苓突然被毛毛摇醒了，他和林夏夏惊恐地说："一个，一个很大很大的洞，比上次那个还大！"

顺着毛毛指的方向，小茯苓看到一个巨大的黑洞，将小茯苓卧室的两面墙都占满了。洞口仿佛笼罩着一层雾气，更为黑洞增添了几分神秘。

这个黑洞到底通往哪里？小茯苓和伙伴们能否见到田小七？能否找到爸爸？

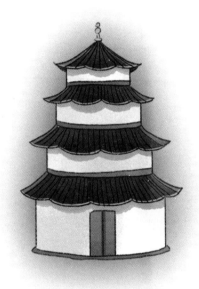

图书在版编目（CIP）数据

六座邪塔 / 朱姝著. —— 北京：中国医药科技出版社，2019.5
（中医药世界探险故事）
ISBN 978-7-5214-0806-5

Ⅰ. ①六…　Ⅱ. ①朱…　Ⅲ. ①中国医药学－少儿读物　Ⅳ. ①R2-49

中国版本图书馆CIP数据核字(2019)第030356号

美术编辑　陈君杞
版式设计　大隐设计

出版　中国健康传媒集团 | 中国医药科技出版社
地址　北京市海淀区文慧园北路甲 22 号
邮编　100082
电话　发行：010-62227427　邮购：010-62236938
网址　www.cmstp.com
规格　880×1230mm $\frac{1}{32}$
印张　8 $\frac{7}{8}$
字数　137 千字
版次　2019 年 5 月第 1 版
印次　2019 年 5 月第 1 次印刷
印刷　三河市百盛印装有限公司
经销　全国各地新华书店
书号　ISBN 978-7-5214-0806-5
定价　39.00 元（上下册）